# 健康心起點

*Stay Alive──create a healthy heart from the beginning.*

## 七大護心關鍵
## 教你打造健康的心

從最新的心臟病治療
到最實用的用藥與預防知識
七大關鍵教你如何擁有強心臟
一本不可不知的護心寶典

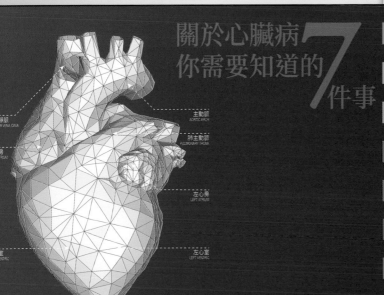

心導管室
林謂文 醫師

主動脈
AORTIC ARCH

腔靜脈
SUPERIOR VENA CAVA

肺主動脈
PULMONARY TRUNK

心房
LEFT ATRIAL

左心房
LEFT ATRIUM

心室
RIGHT VENTRIC

左心室
LEFT VENTRIC

關於心臟病
你需要知道的 **7** 件事

❶ 致病原因

❷ 徵兆及健檢

❸ 用藥及治療

❹ 患者的日常保健

❺ 預防的生活守則

❻ 錯誤的網路謠言

❼ 病發的急救措施

# Contents

## 第四章 圖解心臟病治療與用藥

## 第五章 守護心臟的生活守則

## 第六章 不可信的迷思與誤解

## 第七章　紙上圖解急診室

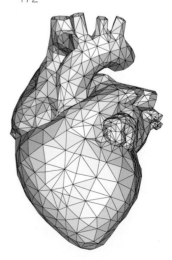

# 出版序

時兆文化發行人｜周英弼

有一句網路流傳的生活對話：「人生就像打電話，不是你先掛就是我先掛，就是不要突然掛！」這用來形容近年來接二連三心肌梗塞猝逝的社會案件似乎頗為貼切。根據台灣衛生福利部國民健康署的統計發現，心臟病已經躍居台灣十大死亡原因的前兩名，而且隨著國人飲食習慣西化及社會經濟壓力增加，心臟病已不是「老人病」的代名詞，急性心肌梗塞的發生率不僅逐年提升，更有年輕化的趨勢。

儘管醫學技術日新月異，但或許民眾在眾多媒體傳播訊息下，對癌症的恐懼與警戒遠超於心血管疾病，所以往往心臟病發作時都會讓病患及家屬措手不及，甚至在醫院急診室因心肌梗塞被送進來的病患，許多家屬都驚訝的表示不知道患者有心臟方面疾病，而醫學健診選項中，心臟的檢查也是常被民眾忽略的選項。

時兆文化這次有幸和臺安醫院心臟內科林謂文醫師合作，從前線醫師的觀點來剖析心臟結構、心臟疾病的前兆、心臟病的治療與用藥、心臟病發猝倒急救原則及教導相關的衛教資訊，希望能以更宏觀的角度讓民眾認識並善待心臟—這座人體的發動機。

《健康心起點》是林謂文醫師臨床實戰經驗的結晶，相信在他接觸過的病人當中不分社會階層、職業類別或年紀多寡，只有關「心」自身健康的人，才能夠讓心臟病猝發的風險降到最低。基督教聖經特別看重身體的價值，認為身體是上帝創

造的，「人若賺得全世界，卻賠上自己的生命有甚麼好處呢？人還能用甚麼換回自己的生命呢？」我們有責任按照我們所知道的最大亮光來照顧好它，節制的生活更是現代人「護心」最需要實踐的功課。身為基督教出版社，我們用文字將身、心、靈的健康合一，藉由圖文形成健康傳播的正向力量，《健康心起點》期待每一位讀者都能遠離那張最貴的床——「病床」，不僅活到老更要活到好。現在就起身活動吧，用喜樂的「心」迎接每天的平安！

# 健康生活，從心開始

臺安醫院院長｜黃暉庭

根據衛福部公布 2016 年國人十大死因，第一名是癌症，緊跟在後的就是心肌梗塞、狹心症等心臟疾病。尤其是心肌梗塞，這種疾病往往在很短的時間內就帶走一條寶貴的生命，是非常難以預期的恐怖疾病，也經常令人手足無措。

現代社會人們因為生活壓力大，造成不良的生活習慣，以及飲食西化的影響加上暴飲暴食或三餐不正常，容易對身體造成傷害。再加上，社會的高齡化，日後生病的人會愈來愈多，因此養成正確的健康觀非常重要。

隨着資訊科技的普及，病人對醫療資訊的需求日增，民眾可以很輕易在網路上找到各種疾病的資料，但網路上串聯的資料經常是沒有科學依據不可靠的，因為有這樣的網路亂象，更顯得正確健康觀的重要性。

此外，當醫生在面對病人時，也經常需在短時間內解釋複雜的病理讓病人理解，事實上這是相當困難的事情。有鑑於上述種種原因，讓林謂文醫師決心醞釀一年的時間，將他多年的臨床經驗以淺顯易懂的論述，向讀者介紹心臟問題的種類、成因及預防方式，也讓大家可以用最正確的心態與方式去面對解決它。真的很高興得知林醫師這本著作終於出版了，這對於心臟科的患者及醫師來說，無疑是一大好消息。

你很可能已經開始閱讀本書，因為你想獲得更加長壽、健康而幸福的生活。但其

實閱讀本書還有一個更為崇高的目標，因為在書中除了介紹讀者如何預防及遠離心血管疾病以外，更重要的教您如何打造正確的健康生活，只要遵循本書介紹的 NEWSTAR1 新起點八大原則，除了健康、長壽之外，也可以讓你活得更好，更幸福。

當你在閱讀本書並思考自己的健康問題時，你會明白為了實現人生最大的幸福，有時候會需要做出一些積極的改變。但你不必為這些改變而感到不知所措，可以選擇從一些小的步驟入手。例如，每天多增加一點運動，適當減少飲食中糖和加工食品的數量，多一些休息。當你成功做到這些時，你的決心和意志力就能越剛強，而做出健康選擇的能力也會相對提升。從這本書你可以獲得心臟保健相關的資訊並且用簡單的文字讓你閱讀無困難，而且很容易就吸收醫療資訊。讓你在面對醫師時更容易與醫師溝通，讓醫師尊重你的喜好與價值可以共享醫療決策。

# 將我從鬼門關救回來的溫暖雙手

石磐公關顧問有限公司總經理｜趙喬

2014 年 11 月，受到大陸冷氣團與寒流影響，氣溫持續陡降，我因為心臟不舒服和呼吸困難，經家人緊急送到臺安醫院急診。當時，臺安醫院規定，為確保病人權益，需要主治醫師親自到場簽名負責，急診室才能接收病人。而我的主治醫師因忙碌終日、十分疲累，再加上陰雨綿綿、寒風刺骨，實在無法深夜趕來，就在進退兩難之際，急診室護理人員打電話向當日值班的林謂文醫師求助，素昧平生的林醫師聽聞後，願意在緊急狀況下接手治療我。

生過病的人都知道，在鬼門關前，那個用溫暖雙手把你拉回來的人，是你的救命恩人。林醫師真摯誠懇，質樸內向，對於我這個長年面臨心臟病史、三高、肥胖、更年期困境的病人，治療起來確實傷透腦筋。但他總是不急不徐、審度時宜、專業調控，從心臟病形成原因、發病徵兆、健康檢查、治療方式、用藥評估，林醫師時時刻刻不忘教育和提醒的重要，還有關懷與注重病人使用藥物後的病情改善狀態，從辨識不同藥物在治療心臟疾病的作用及副作用，找出適合不同病人的最佳治療方式。

公關工作繁忙緊張壓力大，作息不正常，忙起來，常常忘記要吃飯，閒下來，就會用山珍海味、暴飲暴食來犒賞自己，電腦前長期久坐不運動，沒有定期去做預防性的檢查，都是造成心臟血管疾病形成與惡化的原因。生病後，我開始學習自

我健康管理，從工作時間的調整、休閒時間的安排、睡眠時間的充足，到日常運動、營養攝取、按時用藥相輔相成。

台灣中高齡化的人口快速成長，心臟專科醫師也面臨經驗傳承與世代交替，國際醫療新知的掌握，治療手術的執行，需要身心健康、認真用心、專業嚴謹，願意付出時間和心力給病人的好醫師，臺安醫院林謂文醫師無疑是眾多優秀醫師當中的佼佼者。

《健康心起點》，是林謂文醫師的最新作品，也是他的第一本著作，建議讀者倒著回頭看，就會發現網路瘋傳的各種醫療養生之道，常常是未經考證的民間療法或錯誤觀念。林醫師的率直坦白解答迷思，如同大師開示的簡潔有力。然後，了解心臟病的症狀與檢查、心臟病的治療方式及主要藥物，對照自己被治療的方式與使用過的藥物，接著，從術後日常保健及一般生活預防的守護心臟的生活守則，了解林醫師是如何看待與回應多年來臨床病人常問的問題，最終，認識心臟的相關疾病，就能明白，與其癡等名醫三分鐘的看診，閱讀林謂文醫師《健康心起點》才是你的保命護身符，我謹在此誠摯推薦。

# 自序

臺安醫院心臟內科主治醫師│林謂文

心臟疾病是臨床中最常見也最需要提高警覺的重要課題，卻發現民眾往往對它的認知非常有限。身為心臟專科醫師，除了治療病人之外，為患者解答心臟病的相關問題也是我的使命之一。在多年的臨床經驗中，我經常聽到患者或家屬提出相似的問題，例如：如何做好心臟保健？如何避免各種心臟病？患病後該接受什麼治療？治療後該如何復健、保健及預防復發？也因此讓我有了出版一本心臟科專書的想法。

經過一年多的構思、籌備及蒐集資料，並利用工作後的零碎時間撰寫，《健康心起點》終於能順利出版。這本書以淺顯易懂的敘述及圖解方式來說明，即使是原本對心血疾病不熟悉的民眾，在閱讀後也一定能對心臟病的預防及保健有深一層的認識，並能破除不必要的迷思及誤解。

整本書分成專業知識與生活常識前後兩個部分：前一～四章說明心臟病的介紹及治療，五～六章講述疾病的保健、預防及急救步驟。前四章著重在心臟血管的結構與功能介紹，並說明心臟病的相關疾病、檢查種類及治療；後三章著重在一般民眾在疾病前的生活保健，還有患者在罹病後的保養與預防復發。

第五、六章可以說是整本書的核心所在，我以 Q&A 的方式撰寫，其中每一項問題都是來自多年與患者接觸的臨床經驗，因此我認為，這本書一定也會對正在瀏

覽內容的你有幫助。希望《健康心起點》這本書能成為人手一本的「教戰手冊」，也期待讀者能透過此書所傳遞的訊息，不再對心臟血管疾病感到陌生及困惑。

最後這本書出版我特別要感謝家人的包容，與時兆出版社專業團隊、臺安醫院團隊及黃暉庭院長的支持；許多先進前輩的指教建議，以及多位推薦人對這本書的肯定及分享。我自己除了從製作這本書之中獲益良多之外，也很高興終於達成自己的理想與目標之一，期待還能有嘗試與挑戰下一本著作的機會。

# 第一章
# 認識你的心臟

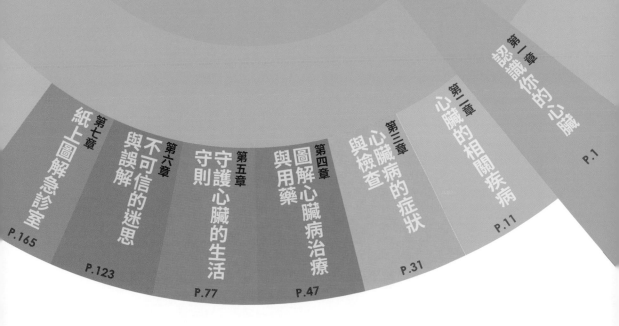

心臟是人體的發動機及幫浦，是人體的供應血液器官，也是人類維持生命活動的重要部分。人體的肢體活動、生理活動及新陳代謝，都是起源於心臟搏動。人的心臟就像是一個強健的、不知疲倦、堅守崗位、努力工作且全年無休的超人一樣。人的一生中心臟就要跳動將近數十億次，所以說我們的心臟是相當辛苦的。如果哪一天心臟停止跳動的話，那就是意味著生命已經走到盡頭了。為了讓心臟維持健康，愛護好你的心臟是相當重要的事情。

## 心臟位置在哪？

心臟位於胸腔中央稍微偏左的縱膈腔內，大概位置在二肺葉之間，約三分之二在中線左側在橫膈膜的上方。心臟的形狀大小好像一顆拳頭般倒置的水蜜桃。心臟尖部分朝向前向左下方，大概位於左胸前壁第五肋間隙鎖骨中線內側處，所以在這個地方可以摸到明顯的心尖搏動。心臟底部較寬，有主動脈、上下腔靜脈、肺動脈、肺靜脈在此處出入，主動脈朝向左後上方，並與食道等後縱隔的器官相鄰。

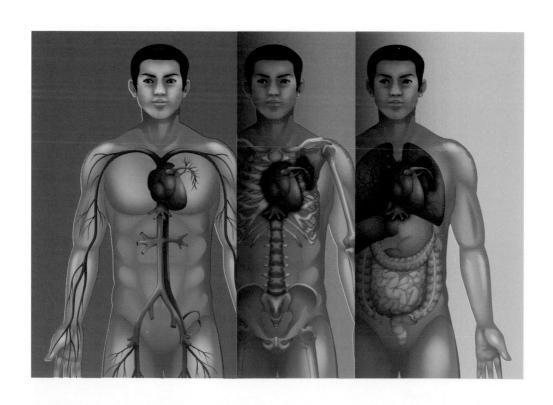

# 心臟內部的主要構造有哪些？

### 四個空腔各自連結主要血管

心臟是循環系統中一個最重要主要的器官。體積約相當於一個握緊的拳頭，重量約 300～350 克左右。心臟內分成 4 個空腔，分別是位於上半部的左右心房，及下半部的左右心室。心房接納來自靜脈回到心臟的血液；心室則是將離開心臟的血液打入動脈。

右心房連接「上腔靜脈」及「下腔靜脈」，上、下腔靜脈各自負責將上半身及下半身的血液運回心臟；右心室連接「肺動脈」將血液送到肺部；肺部的血液透過「肺靜脈」到達左心房，最後再透過左心室連接的「主動脈」將血液傳送出去。

### 心臟瓣膜讓血液維持單向流動

瓣膜就像門或閥的構造，它的功能是用以維持心臟中血液的單方向流動，心臟內部心房和心室之間左右兩邊各有一個心臟瓣膜，左邊的叫做二尖瓣（**又稱僧帽瓣**），右邊的叫做三尖瓣。

另外，從左心室到主動脈有半月形的主動脈瓣，從右心室到肺動脈有半月形的肺動脈瓣，它們的功能，同樣是讓心室內的血液維持單向射出，防止逆流。

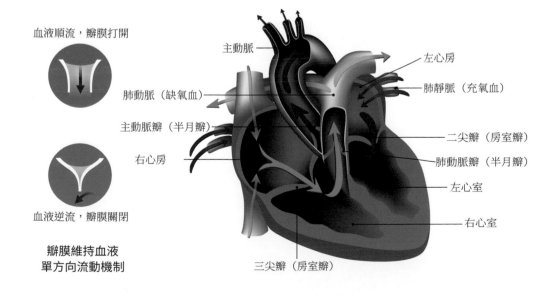

血液順流，瓣膜打開

血液逆流，瓣膜關閉

**瓣膜維持血液
單方向流動機制**

主動脈 ── 左心房

肺動脈（缺氧血）── 肺靜脈（充氧血）

主動脈瓣（半月瓣）── 二尖瓣（房室瓣）

右心房 ── 肺動脈瓣（半月瓣）

── 左心室

── 右心室

三尖瓣（房室瓣）

# ▍心臟外部的主要構造有哪些？

一般指包覆在心臟表面的冠狀動脈及心包。

**分布於心肌表面上的冠狀動脈**
而其中冠狀動脈屬於動脈，其源頭是從主動脈底部主動脈瓣附近分支出來左右兩支，稱為左冠狀動脈和右冠狀動脈。

左冠狀動脈分成「左前降枝動脈」及「迴旋枝動脈」，它們分別供應心臟前壁和側壁的心臟肌肉（簡稱心肌）的血液循環。右冠狀動脈供應心臟下壁和後壁的心肌及大部分竇房結、房室結的血液循環。

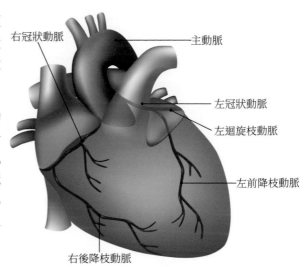

右冠狀動脈　　　　　　主動脈

左冠狀動脈

左迴旋枝動脈

左前降枝動脈

右後降枝動脈

**保護心臟的心包**
心包是包覆在整個心臟外面堅韌的雙層膜囊。而它是由兩層心包膜組成，兩層心包膜之間的腔隙稱為心包腔。心包腔裏面有心包的漿液在其中，其具有潤滑作用並保護心臟免受外力衝擊及撞擊影響。

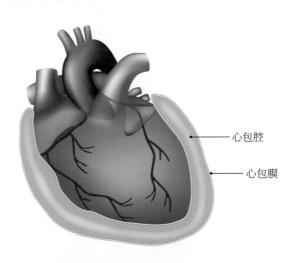

心包腔

心包膜

# 心臟功能有哪些？

## 推送全身血液

心臟最主要的功能，就是像個幫浦一樣，透過不斷地收縮擠壓，進而推動血液到全身，它向身體各個器官、組織提供充足的血流、氧氣及養分，供應心肌細胞足夠氧氣和各種營養物質，進而產生足以有效收縮的能量，並帶走心肌細胞的代謝終產物及廢物（**如二氧化碳、尿素和尿酸等**），使細胞可以維持正常的代謝和功能。

別小看這顆只有拳頭般大小的心臟，其實它的作用是很巨大的。舉例來說，一個心臟功能正常的成年人在安靜狀態下，心臟每分鐘約跳 60 ～ 100 次，每次收縮射出 80 毫升，則每分鐘大約可以收縮射出 5.6 公升血液到全身產生循環。人體全身血液的流動，都必須由心臟日夜不停地收縮運作才能達成。

## 透過血液運送激素、抗體

當心臟將血液打出去時，所產生的血液循環會將抗體、白血球傳送到身體各處的患部，藉此達到對抗病毒、細菌的目的。而體內的各種內分泌激素、賀爾蒙和一些其他體液的調節，也需要經由血液循環，才能將這些物質運送到目的細胞、目的器官，而達到體液調節的功能，及產生免疫反應。此外，血液循環還有調節體溫的功能。

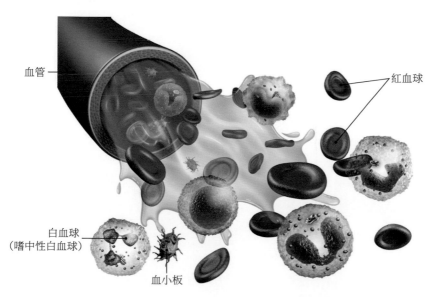

血管

紅血球

白血球
（嗜中性白血球）

血小板

# 心臟如何跳動？

心臟是由心肌所組成的，並且藉由心肌有規律地收縮及舒張，產生類似幫浦的作用，而形成心臟的搏動——心搏，也就是我們常說的「心跳」。當心臟收縮時，心肌推動血液進入動脈系統；舒張時，血液就從靜脈系統流回心臟，所以心搏是推動全身血液循環及流動的原動力。

心臟的跳動和意識無關，因為它並不是透過大腦控制的，而是經由心臟肌肉中，一個稱為節律點（pacemaker）又稱為竇房結（sinoatrial node）的部位所刺激而產生的。節律點能產生神經傳導衝動來刺激心肌的收縮，也就是說，節律點控制著心臟跳動的次數（**頻率**）。而節律點所設定的心跳速率或心律，容易受自律神經的衝動，或血液中的化學物質（**如腎上腺素等**）而改變。

心臟傳導順序：
竇房結→結內傳導路徑→房室結→希氏束→房室束（**分成左右兩邊傳導束**）→柏金氏纖維（**特化的心肌細胞**）→心肌收縮

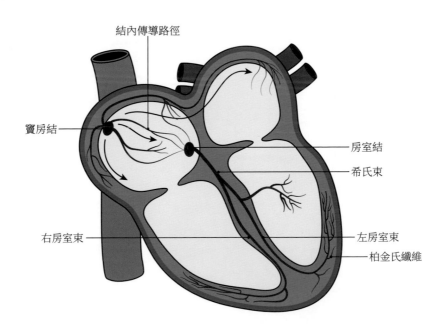

結內傳導路徑

竇房結

房室結

希氏束

右房室束

左房室束

柏金氏纖維

# ▌心臟的血液如何流動？

身體的血液循環分為「體循環」及「肺循環」兩種。每一次心臟收縮時，都會將充滿氧氣的血從左心室擠壓射出到全身的大小動脈，這樣的循環稱為「體循環」。當身體各處的二氧化碳及其他代謝的廢物從血液中帶回心臟前，會先進入肺部進行氣體交換，這就是「肺循環」。

體循環──運送充滿氧氣、養分的血液到全身
血液由左心室流入主動脈，再流經全身的動脈、微血管，再由靜脈匯集載滿代謝廢物的血液回到上、下腔靜脈，最後流回右心房的循環，再經過肺循環，將缺氧性的靜脈血變成富含氧氣的動脈血。含氧量大血液會呈現鮮紅，而缺氧性的血液則呈現暗紅。

肺循環──收回缺氧性的血液傳回肺部
當血液中充滿二氧化碳及代謝後的廢物後，稱為「缺氧血」（或靜脈血）。缺氧血會從右心室流入肺動脈，再流經肺部的微血管網，到達肺泡進行氣體交換，最後在肺部將血液當中的二氧化碳釋出，然後讓氧氣進入血液中成為「充氧血」（或動脈血），完成肺循環的步驟後，再由肺靜脈流回左心房。

要讓血液正確走完循環的程序，除了心臟必須按照正確且規律的收縮、舒張以外，還要加上心臟內的四個瓣膜，及靜脈系統的靜脈瓣發揮正常的阻隔功能，才能確保血液為單一方向的流動，避免血液逆流而影響了血液循環。

人體血液循環方向：

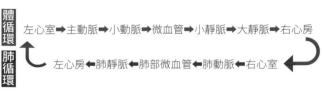

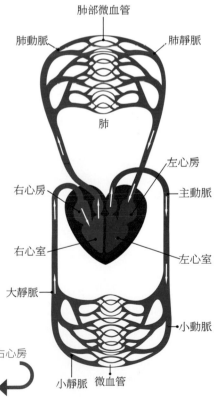

7

# 什麼是動脈系統？

動脈是指在生物體內，從心臟運送血液到全身各器官（**包括心臟本身**）的多條冠狀動脈血管。其中動脈的類型共分三種，分別為大動脈（**主動脈**）、中動脈、小動脈。大動脈為了讓血壓保持在穩定的狀態，因此血管壁極富彈性，跟大靜脈比起來也更為厚實。

除了肺循環的動脈以及臍動脈（**又稱臍帶**）外，動脈系統運送的是含氧量高的血液，因此也有人將充氧血稱為「動脈充氧血」。但是人體的動脈中，只流動著全身 20% 的血液，其他的血液主要貯存於有「容量血管」之稱的靜脈和微血管之中。

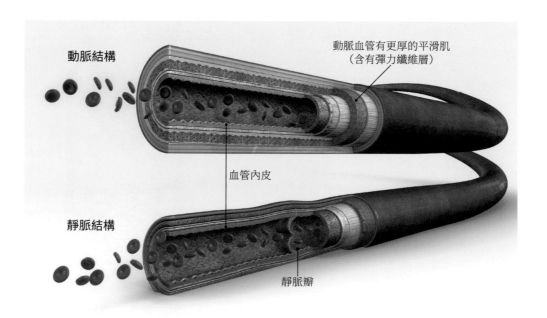

動脈結構

動脈血管有更厚的平滑肌
（含有彈力纖維層）

血管內皮

靜脈結構

靜脈瓣

# 什麼是靜脈系統？

靜脈系統的作用在於把循環系統中的血液，從其他器官及周邊導向流回心臟。血液在微血管中將營養和氧氣釋放給組織後，並將產生的二氧化碳和其他代謝廢物帶走，經由靜脈系統將血液導回心臟。

## 靜脈回流原理

當新鮮的血液從心臟出發，會因為重力的關係讓使用過的血液（**含代謝廢物和組織液**）堆積在四肢末稍的地方，因此需要靠腿部的靜脈循環系統，將血液從腳底對抗地心引力輸送回心臟。

但由於靜脈的管壁薄且彈性差，所以靜脈血液的回流還需要其他部位的幫助，如骨骼肌收縮的擠壓作用，心臟帶動呼吸運動，及靜脈瓣膜防止回流，這些都是帶動腳部血流抵抗重力，並順利回到心臟的三個重要因素。

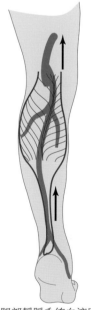

| 腿部靜脈系統血液回心流動抵抗重力。

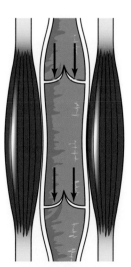

| 靜脈瓣功能是防止血液逆流。

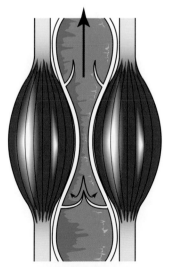

| 藉由靜脈旁骨骼肌收縮、擠壓血管，讓血管內血液向回心方向流動。

健康「心」起點

# 第二章
# 心臟的相關疾病

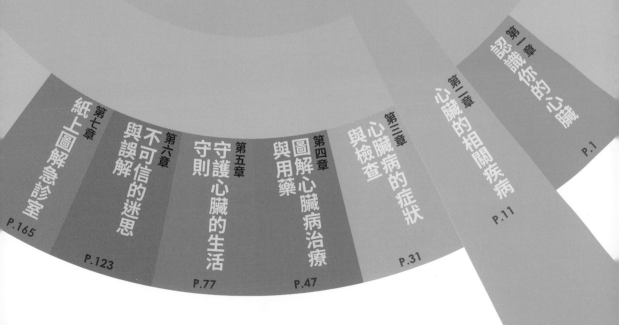

# 缺血性的心臟病——心絞痛、心肌梗塞

缺血性心臟病，又稱為冠狀動脈疾病，最具有代表性的就是心絞痛（又稱狹心症）及心肌梗塞。因為血管阻塞或痙攣收縮，導致血量無法完整送達心臟肌肉，造成心臟引發「缺血、缺氧」的狀況。

## 心絞痛——心臟組織缺氧

心絞痛最常見的症狀是胸悶、胸痛。一般而言，是由冠狀動脈血液循環障礙或血管阻塞、痙攣所導致。容易發生心絞痛的人通常是本身有冠狀動脈粥狀硬化疾病，再加上本身是三高族群（**高血壓、糖尿病、高血脂**）。

心絞痛依照誘發的原因不同分成穩定型、不穩定型、變異型三種類型。（圖1）❶穩定型心絞痛，胸痛的症狀常因勞動或情緒、天氣冷等可預知的因素而發作，且不適症狀經休息或含服硝酸甘油後可迅速緩解。❷不穩定型心絞痛，會在沒有刺激因素的情況下發作，而且發作的頻率、時間及嚴重度會持續增加。❸變異型心絞痛，會在靜止活動或睡眠時突然發生，其發作原因是冠狀動脈的痙攣所引起的，當發生時會使冠狀動脈收縮痙攣接近完全堵塞。

## 在休息後應逐漸得到舒緩

天氣變化、情緒波動時容易發生心臟缺氧的狀況，尤其當運動出力或工作疲累時，患者會因心肌缺乏血液供應的問題，突然有喘不過氣、呼吸不順等情形，感到胸前有重物壓迫感、胸悶，嚴重者甚至會有類似被揪著、掐緊般的疼痛。（圖2）

心絞痛發作時，患者應立即休息並且停止手邊的工作或運動。通常病人在休息後心絞痛症狀會逐漸減輕，患者也可在病發時馬上服用硝酸甘油藥片（**耐絞寧舌下片**）。如果症狀在休息後無法緩解或持續超過 15 分鐘，就要假定為心肌梗塞，應馬上緊急就醫。

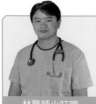

使用硝酸甘油片 5 分鐘可舌下含一次，基本上大多數病人輕微的心絞痛會立即有效症狀緩解改善，如含到第 3 片仍然無效應立刻前往醫院治療，且應尋求附近的人協助陪同，千萬不可自行駕車前往醫院。

林醫師小叮嚀

圖1 心絞痛的三種類型

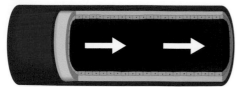

| 正常血管血液流動

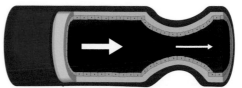

| 血管痙攣收縮影響血液流動（變異型心絞痛）

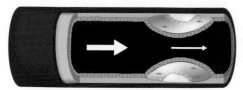

| 血管內斑塊形成，影響血液流動（穩定型心絞痛）

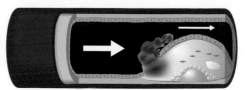

| 血管內斑塊破裂形成血栓，阻塞血管（不穩定型心絞痛或心肌梗塞）

圖2

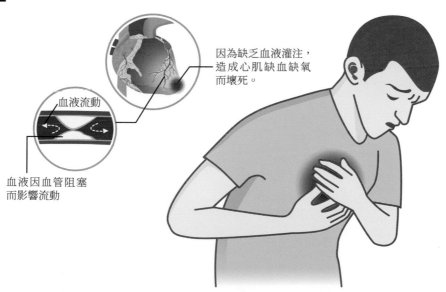

因為缺乏血液灌注，造成心肌缺血缺氧而壞死。

血液流動

血液因血管阻塞而影響流動

| 因心血管狹窄導致心臟血液的供需失衡，造成心臟缺血，病發時患者常會出現胸悶、胸痛的症狀。

心臟的相關疾病

13

### 心肌梗塞——血流完全中斷

心肌梗塞（簡稱 AMI 或 MI）是一種急性冠狀動脈阻塞及血流阻滯造成嚴重的心肌缺氧狀態，原因是冠狀動脈血管粥狀硬化，或血管內斑塊破裂形成血栓造成血管阻塞，造成血液循環全部或部分中斷，使心肌因無法得到足夠氧氣而導致心肌損傷，（圖 3）是心臟疾病中最危急的狀況，一旦發現就必需立刻就醫。

### 胸口持續疼痛 10 分鐘以上，休息也不能緩解

心肌梗塞的主要症狀是胸口持續 10 分鐘以上，且休息後也無法得到改善。最常見有突發胸悶、痛伴隨反射至左臂、左肩、頸部、下顎、牙齦甚至有背痛或上腹疼痛，另外還有冒冷汗、呼吸困難、呼吸喘及暈厥。診斷的方式包括典型性的症狀、心電圖異常心肌缺氧變化（圖 4），及血液中心肌酵素異常升高。

### 心肌酵素濃度升高表示心肌已受損

心肌酵素通常存在於心肌細胞內，若心肌缺氧受損會引起心肌細胞破裂，心肌酵素便被釋放至血液中，所以抽血時會發現血液中心肌酵素濃度異常升高。當心肌酵素越高，也就代表心肌受損程度越嚴重、範圍越大。

### 心肌梗塞的治療方式

緊急治療方式為服用抗血小板藥物及施打抗凝血劑，有時也會使用硝酸甘油或嗎啡，另外也可以用藥物方式去除血液栓塞（**血栓溶解劑**）。但現今公認有效的治療方式為心導管治療（圖 5），利用導管及導線通過阻塞部分之後，用氣球擴張及放置支架以達到暢通血管的目的。

### 心肌梗塞的危險因子

年紀大、抽菸、高血脂症、糖尿病、高血壓、有心血管疾病或家族病史、身體活動量低、慢性腎臟病、肥胖、飲酒過量、吸食古柯鹼或安非他命，及持續高度緊張的生活或工作壓力等，都是造成心肌梗塞的危險因素。

**圖 3**

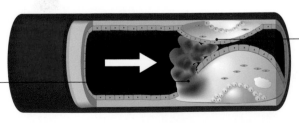

斑塊破裂造成表面內皮破損，而形成血塊或血栓，進而造成血管阻塞，是心肌梗塞主要的致病原因。

血管內斑塊形成後，斑塊表面形成正常內皮。

**圖 4** 心肌梗塞的心電圖變化可區分成二種主要類型：

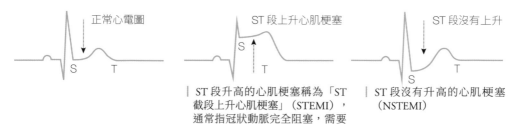

| 正常心電圖 | ST 段上升心肌梗塞 | ST 段沒有上升 |

| ST 段升高的心肌梗塞稱為「ST 截段上升心肌梗塞」（STEMI），通常指冠狀動脈完全阻塞，需要立即積極的治療。 | ST 段沒有升高的心肌梗塞（NSTEMI） |

**圖 5** 心肌梗塞診斷及介入影像

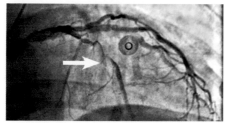

| 心肌梗塞造成冠狀動脈左前降支幾乎完全阻塞，導致血液無法順利經過。

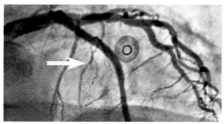

| 緊急心導管支架置入後血管打通影像

## 心絞痛和心肌梗塞的差異

| 狀態 | 心絞痛 | 心肌梗塞 |
| --- | --- | --- |
| 嘔吐、冒冷汗 | 無 | 有 |
| 何時容易出現疼痛 | ◎運動出力<br>◎情緒激動<br>◎天氣冷<br>◎工作疲累 | 靜止或勞動時都可能引發疼痛 |
| 發作時的疼痛感 | ◎喘不過氣、呼吸不順<br>◎胸悶<br>◎重物的壓迫感 | 劇烈的疼痛感 |
| 血壓變化 | 升高<br>或無顯著變化 | 容易血壓降低甚至休克 |
| 持續時間 | 15 分鐘以內 | 數 10 分鐘（甚至數小時） |
| 發作次數 | 頻繁 | 不常發作 |
| 服用硝酸甘油錠 | 症狀會改善 | 症狀未改善 |
| 心肌酵素 | 正常 | 異常升高 |

# 鼓譟不安的心聲──心律不整

最近如果覺得心臟跳動像打鼓一樣很用力跳動、心跳加快或心跳忽快忽慢不規則，此時若加上頭暈、冒冷汗、胸悶、呼吸困難或突然暈厥等併發狀況，就有可能是與心律不整有關。

## 心臟收縮的節奏紊亂就是心律不整

當心臟跳動的速率及節律不正常時便會產生所謂的心律不整（cardiac arrhythmia），如果是很輕微或良性的心律不整，可能沒有任何症狀；但若是嚴重的心律不整，甚至會有心跳停止的狀況發生。因此，一旦健檢發現了心律不整時，即便平時沒有明顯不適，仍建議請醫師判斷需不需要做進一步的檢查及治療。

## 四種造成心律不整的原因

### (一) 自律神經調控失調：

當交感神經興奮時心跳便會加速，而副交感神經興奮時心跳就會減慢，一旦自律神經調控失常，心跳就會忽快忽慢。除了情緒或藥物之外，咖啡、茶、酒這類刺激性的物質也會讓心跳加快。感冒藥或減肥藥等藥物，也可能讓自律神經失調而引起心悸等現象。

### (二) 長期處於精神壓力下或特定人格特質影響：

當人處在壓力或緊張的情緒時，常會因自律神經過度刺激讓心跳會加快。有焦慮症、恐慌症、幽閉恐懼症、強迫症或具有完美人格特質的人，也容易引起心悸或心律不整的現象。

### (三) 心臟疾病或其他疾病影響：

冠狀動脈疾病、缺血性心臟病、先天性心臟病、心臟瓣膜疾病、心肌病變或心臟節律點、不正常傳導迴路阻滯問題，或其他代謝及內分泌系統異常疾病（甲狀腺機能亢進、低血糖、貧血或發燒感染），也可能導致心律不整。

### (四) 外在環境變化影響：

當氣溫、氣壓或登山空氣中含氧量變化特別大時，最容易讓心臟跳動的節律產生不正常，常常會出現心跳得很大力、急促、頭暈、呼吸困難、胸口不適的情況。

## 常見的心律不整症狀

大部分心律不整平常是無症狀的，而有症狀的心律不整，常以心悸、心臟大力跳動、心跳不規則（**多跳、漏拍或暫停**）症狀出現，嚴重一點的則是頭暈、昏厥、呼吸急促、呼吸困難、胸悶或胸痛。

發生心律不整時，應立即停下手邊工作，坐下或躺下來休息並維持正常呼吸。這時可以測自己的脈搏，看看一分鐘的心跳次數並記錄下來（**圖2**），如果症狀在休息後得到改善，也要時時注意之後發作的頻率、時間和誘發的因素，以提供心臟科醫師做更有效和正確的診斷。

## 心律不整的檢查與治療

心律不整的基本檢查方式有三種：十二導程靜態心電圖（ECG）、二十四小時霍特攜帶式心電圖（Holter monitor）或事件紀錄器（event recorder），必要時甚至會以心導管方式作心臟電生理學檢查，能夠更精確診斷出病因是由於節律點或是傳導系統所造成。而治療方式可分為❶服用抗心律不整藥物治療❷心臟節律器置放❸心臟去顫器置放❹心導管電燒燒灼治療四種。

**圖1** 自我檢測有沒有心律不整

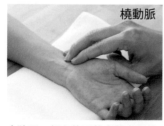 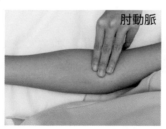 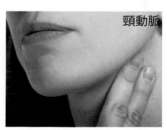

橈動脈　　　　　肘動脈　　　　　頸動脈

除了一般心律不整症狀表現外，平常可以自我探測每分鐘的脈搏搏動次數、形式、輕重程度、規則與否。用另一隻手的食指及中指按壓另一隻手腕橈動脈（手腕外側）、肘動脈（手肘內側）或是頸動脈（喉結兩旁靠近下巴處）連續監測一分鐘。正常的心跳應為一分鐘 60 ～ 100 下。

# 高血壓、高血脂、糖尿病、肥胖和心臟病之間的關係

### 高血壓（HTN：Hypertension）

高血壓又稱動脈高血壓（arterial hypertension），是經由量測動脈內血液流動的壓力所得到的數值。血壓升高會使心臟推動血液時的負擔增加，長期下來就會影響到心臟功能，造成心臟疾病甚至影響到其他器官。

高血壓是導致重症及慢性疾病（**心臟疾病、心衰竭、周邊動脈血管疾病、中風、腦出血等**）的危險因子之一。即使輕度的血壓升高，長期下來也能造成疾病並且會縮短壽命。所以控制血壓是很重要的，越早開始控制，越能早點預防其他心臟及血管疾病。（圖1）

### 高血脂（HPL：Hyperlipidemia）

血液中的脂肪包含膽固醇（cholesterol）及三酸甘油酯（triglyceride），當這兩種脂肪的濃度超過正常值就稱為高血脂症。（圖2）血液中的膽固醇（又稱總膽固醇），分為高密度脂蛋白（HDL-C：High Density Lipoprotein Cholesterol；又稱好的膽固醇），及低密度脂蛋白（LDL-C：Low Density Lipoprotein Cholesterol；又稱為壞的膽固醇）。高血脂症不僅會導致心血管疾病，也與許多慢性病有著密不可分的關係。（圖3）

當血管內的斑塊因血流衝擊而產生裂隙或破裂時，便會在局部形成血塊，血塊會進一步造成血管阻塞，引起心臟缺血缺氧（圖4）。血中總膽固醇濃度越高，罹患冠狀動脈心臟病的機率及死亡率也隨之增加，所以必須透過飲食及生活習慣，甚至是服用藥物來控制血脂，才能有效預防心臟病。

**圖1** 高血壓控制的標準因人而異（收縮壓／舒張壓）：

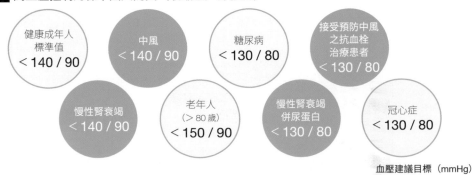

健康成年人標準值
< 140 / 90

中風
< 140 / 90

糖尿病
< 130 / 80

接受預防中風之抗血栓治療患者
< 130 / 80

慢性腎衰竭
< 140 / 90

老年人（> 80歲）
< 150 / 90

慢性腎衰竭併尿蛋白
< 130 / 80

冠心症
< 130 / 80

血壓建議目標（mmHg）

**圖2** 血脂的參考值

| 項目 ＼ 對象 | 一般成人 (mg/dl) | 心血管或糖尿病患者 (mg/dl) |
|---|---|---|
| 總膽固醇 (TC) | ＜ 200 | ＜ 160 |
| 三酸甘油酯 (TG) | ＜ 150 | ＜ 150 |
| 高密度脂蛋白 (HDL) | 男性＞ 40，女性＞ 50 | |
| 低密度脂蛋白 (LDL) | ＜ 130 | ＜ 100 |

**圖3** 動脈硬化因阻塞位置不同所造成的疾病名稱

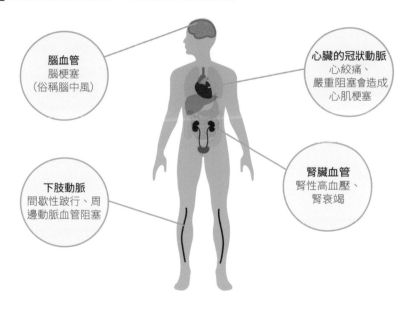

**腦血管**
腦梗塞
（俗稱腦中風）

**心臟的冠狀動脈**
心絞痛、
嚴重阻塞會造成
心肌梗塞

**下肢動脈**
間歇性跛行、周
邊動脈血管阻塞

**腎臟血管**
腎性高血壓、
腎衰竭

**圖4**

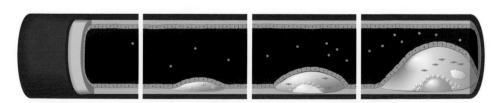

高密度脂蛋白幫助過多膽固醇運送至肝臟代謝掉，低密度脂蛋白會將血液中的膽固醇沉積在血管壁，最後形成黃色黏稠的斑塊，造成動脈血管粥狀硬化。斑塊形成會讓血管腔變狹窄，造成血液流動困難。

### 糖尿病（DM：Diabetes Mellitus）

糖尿病患者罹患心臟病的機率是一般人的兩到三倍，也較容易在年輕時罹患心臟血管併發症。（圖5）糖尿病致使的心臟病，以冠狀動脈疾病、心肌病變最為常見，在疾病早期通常是舒張功能變差，晚期則開始發生收縮功能變差的現象。據統計，糖尿病病患心衰竭的發生率比非糖尿病病患高，男性為二倍，女性為五倍。

### 肥胖對心臟的影響為何

根據國民健康營養調查顯示，台灣男性過重比率約 30%，女性約 20%，且男、女肥胖值都有明顯上升的趨勢。肥胖會造成三高疾病及代謝症候群，其增加心血管疾病、癌症、退化性關節炎及其他疾病的機率也會明顯增加。肥胖是一種很常見的可預防死因，也是 21 世紀最重要的公共衛生問題之一。

導致肥胖的主因常包括攝取過多熱量（**主要是指醣類、精緻澱粉及脂肪**）、缺乏運動及體質問題等。其他較少見的影響因素，如基因缺陷、內分泌代謝賀爾蒙分泌異常、藥物影響及精神疾病等。體脂肪的增加會使身體較容易產生發炎反應，並且更容易形成血栓，肥胖不管是直接或間接，都會提高冠狀動脈疾病發生率，是個不容忽視的問題。

**圖5** 糖尿病患者有更多罹患冠狀動脈的危險因子：

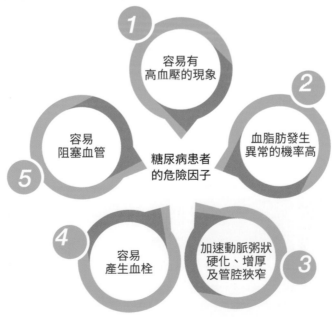

1 容易有高血壓的現象
2 血脂肪發生異常的機率高
3 加速動脈粥狀硬化、增厚及管腔狹窄
4 容易產生血栓
5 容易阻塞血管

糖尿病患者的危險因子

合併糖尿病與冠心症的患者在臨床上的表現：

| 不易發現典型的胸痛徵兆 | 容易發生多條血管病變 | 容易引起嚴重併發症（心衰竭、心因性休克、心律不整和二度心肌梗塞） | 容易造成心衰竭及嚴重心臟病，導致預後差，壽命減短。 |

**圖6** 治療肥胖的計畫

**飲食控制**
避免高熱量（高油高糖高澱粉高脂）食物並增加高纖物。

**藥物治療**
考慮搭配抗肥胖藥物來減低食慾和抑制脂肪吸收。

**手術治療**
胃內水球置放術、胃部份切除、胃繞道手術。

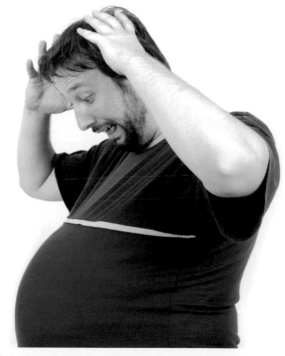

患者必須先藉由飲食控制來減重，若無法有效減重，則可以考慮搭配抗肥胖藥物。當飲食、運動、甚至搭配藥物都不見效果時，經醫師評估後也可以手術來減少營養素的吸收、降低食慾。

# 維持血流秩序的好幫手——心臟瓣膜

心臟瓣膜疾病會干擾心臟血液的正常流動，嚴重的患者甚至無法進行一般日常活動。瓣膜疾病的形成原因大多不明，目前只知大致上和瓣膜的老化及鈣化有關，或是感染性心內膜炎、風濕熱也會造成瓣膜的損害。

## 二尖瓣脫垂好發於清瘦型的年輕女性

二尖瓣脫垂（MVP：Mitral Valve Prolapse）是所有心臟瓣膜疾病中最常見的一種，好發於年輕身材高瘦的女性，有研究顯示 20 至 50 歲女性之中，平均每 10 人就有 2 人罹患二尖瓣脫垂，是男性的 2 倍。（圖1）

大部份的患者平時可能無症狀，甚至不知道自己有這個狀況，較少數人會經常感到疲勞、焦慮、運動時呼吸不順、頭暈。（圖2）雖然大部分患者不需要特別治療，但是有極少數的患者卻可能有產生嚴重合併症的風險，包括感染性心內膜炎、血栓形成、心律不整、暈厥，甚至心因性猝死。患者應定期回診，才能完整掌握病情。

## 應避免熬夜及接觸刺激性物質

二尖瓣脫垂的患者應調整生活作息（如睡眠充足、勿熬夜、適當運動），並避免任何會使心跳加速的物質（濃茶、咖啡、酒精、抽菸等）。

絕大多數的二尖瓣脫垂患者預後十分良好，只要每年定期追蹤檢查即可，運動方面也不用特別限制。症狀明顯時服用醫生開立的口服乙型交感神經拮抗劑，或精神鬆弛劑來減輕症狀即可。

## 什麼時候會考慮手術治療

當二尖瓣脫垂患者有嚴重的合併症狀甚至出現心衰竭的狀況時，就必須考慮外科手術的治療。目前在手術的選擇上大多會採用二尖瓣修補或是重建手術，手術的風險低且預後大多十分良好，較少有案例會以更換人工瓣膜的方式進行。

**圖1** 二尖瓣脫垂常見的症狀

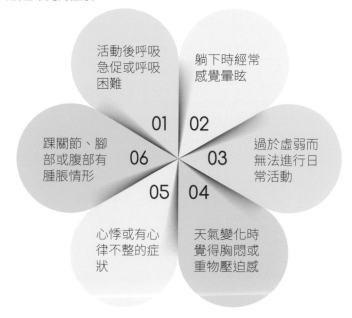

01 活動後呼吸急促或呼吸困難

02 躺下時經常感覺暈眩

03 過於虛弱而無法進行日常活動

04 天氣變化時覺得胸悶或重物壓迫感

05 心悸或有心律不整的症狀

06 踝關節、腳部或腹部有腫脹情形

**圖2**

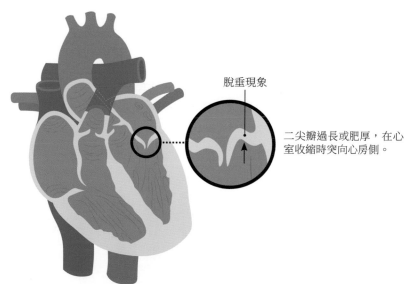

脫垂現象

二尖瓣過長或肥厚，在心室收縮時突向心房側。

二尖瓣脫垂的患者，**其二尖瓣的瓣膜會變得較為長或肥厚以及鬆弛**，稱為粘液樣變性（myxomatous change），以致於當左心室在收縮的時候，部分的二尖瓣膜會突出到左心房內，而形成二尖瓣脫垂，瓣膜變得過於鬆弛而無法緊閉，部分血液會在左心室收縮時逆流回到左心房，稱為「二尖瓣閉鎖不全」。患者有時會合併低血壓及心電圖異常等狀況。

# 猝不及防的意外及遺憾——心因性猝死

### 什麼是心因性猝死

依據世界衛生組織對於猝死的定義是指「凡是一個健康者或病人在穩定的情況下，從發生症狀到死亡時間在六小時以內者稱為猝死」，簡單來說，因為心臟問題所造成的，不可預期的突然死亡就稱為「心因性猝死」（Sudden Cardiac Death）。（圖1）

根據美國的研究發現 40 歲以上男性發生心因性猝死的可能性是八分之一；40 歲以上的女性則為二十四分之一。經過調查這些發生猝死的患者過去大多沒有心臟病史，探究其原因是由於大多數患者並不知道本身罹患冠狀動脈疾病或心臟疾病，以至於病情惡化發作，無法做預防性的檢查及治療，才造成急性心肌梗塞發作，而嚴重到猝死。

### 預防猝死應該從哪裡開始著手

常言道「上醫者醫未病之病」，最好的預防應該先矯正或治療可能發生猝死的疾病著手，並遠離危險因子（圖2）。如果患者能在心肌梗塞發生後及早就醫，並利用心導管檢查加上冠狀動脈整形術、氣球擴張術或血管內支架置放、冠狀動脈繞道手術等方式治療，把冠狀動脈打通恢復順暢的血液循環，這樣就能大大降低心因性猝死的機率。

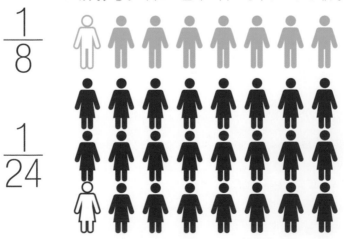

40 歲男女性心因性猝死的機率

$\frac{1}{8}$

$\frac{1}{24}$

**圖1** 心因性猝死的原因

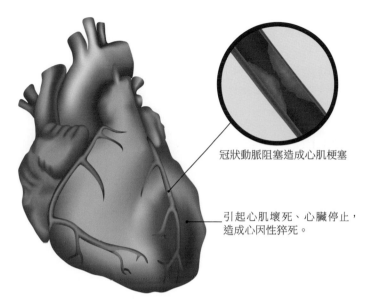

冠狀動脈阻塞造成心肌梗塞

引起心肌壞死、心臟停止，
造成心因性猝死。

心因性猝死的發生是因為大血管或多條冠狀動脈突然堵塞，導致休克、心跳停止或造成的致命的心律不整（包括心室心搏過速及心室纖維顫動）。其他較少見的心因性猝死原因，如：心肌病變，包含肥厚型心肌病變、擴大型心肌病變、限制型心肌病變、右心室心肌病變（ARVD）等數種不同型態。

**圖2**

| 容易誘發心因性猝死的危險因子： | |
|---|---|
| 三高患者 | 高血壓患者的收縮壓每上升 10mmHg，則會增加 13% 的風險。高血壓也容易造成左心室肥大的問題，一旦發現有左心室肥大的現象，5 年內的死亡率男性是 33%，女性則是 21%。而罹患第二型糖尿的病患者比其他疾病的患者多了 75% 的風險造成猝死，據統計，有超過 80% 的糖尿病患者的死亡，都和動脈硬化有關。 |
| 抽菸 | 有抽菸的人罹患心臟血管疾病的機率約是不抽菸者的 5.5 倍。抽菸長達 10 年以上，會增加 27% 心因性猝死症的風險。 |
| 年齡老化 | 老年人心臟血管會出現退化現象。例如結締組織成分改變，血管彈性減少，鈣化明顯增加，甚至有脂肪斑塊堆積。 |
| 家族史 | 家族中有冠狀動脈心臟病病史者，會增加 62% 的風險。 |
| 缺乏運動、肥胖 | 適量且規律的運動對身體是有很大的幫助的，根據調查，絕大部份猝死的病患，平常都沒有規律運動的習慣。 |

# 雙腳的隱形殺手——周邊動脈阻塞性疾病

實際案例：60 歲洪太太患有高血壓及糖尿病，平時在臺安醫院心臟血管內科追蹤。平常一天抽一包菸，菸齡長達 30 多年。近年來發現兩腳走路時又酸又麻，休息之後偶有改善，但是這樣的狀況越來越頻繁，還開始有腳趾腳背冰冷、傷口不易癒合等現象。於是在回診時告知醫師這個問題，經醫師評估後便立即安排周邊血管檢查及下肢動脈血管攝影。發現在洪太太兩腳大腿動脈近端有嚴重的血管阻塞，隨即施行下肢動脈血管整型介入術把阻塞部分打通。由於傷口小恢復快，洪太太在手術的隔天就出院回家了，之後腳痛症狀明顯改善，也恢復到之前可以自行走路到市場買菜的情況。

## 容易被忽略的隱形殺手

周邊動脈阻塞性疾病（PAOD：Peripheral Arterial Occlusive Disease）是指因雙腳動脈血管狹窄進而造成阻塞，以至於血液無法充分供給氧氣，而造成肢體缺氧甚至壞死的可怕疾病。輕則影響行走，重則會讓肢體壞死而截肢，雖不會立即致命但的確會讓人行動不便，甚至殘廢的隱形殺手。（圖1）

## 依照症狀不同分成四級

周邊動脈阻塞性疾病，依照不同狀況分成四種等級。（圖2）根據臨床統計，55歲以上表現出第二級症狀的病人，在 5 年後約有 5% 的患者需接受截肢手術，甚至更有高達 30% 的病人會因心臟血管的問題而死亡。建議民眾一旦出現疼痛症狀，本身又有高危險因子時（**吸菸、高血脂、高血壓、糖尿病等**），應立即到醫院接受檢查和治療，以免症狀持續惡化。

## 戒菸幫助改善疾病症狀

近年來由於代謝症候群、營養過剩、三高等文明病盛行，加上現代人因忙碌而缺乏運動以及吸菸人口增加，使得心血管及周動脈阻塞的病例大幅攀升。患者在日常生活中應該要注意體重控制、控制血糖及戒菸。其中又以抽菸為首要，因為香菸中的尼古丁會造成動脈發炎而硬化、加速血管收縮，並抑制

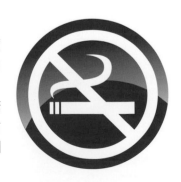

缺氧部位血液側肢循環的形成，因此要避免及改善動脈阻塞症狀，戒菸是非常重要的事情。

周邊動脈阻塞性疾病的治療方式

可以使用血管擴張劑、血小板抑制劑及前列腺素 E1（PGE1）等藥物來解除症狀。一旦發現無法藉由藥物控制病情，或患者同時有超過 10 年的糖尿病時，就要以介入或手術方式治療，否則等到形成壞疽、潰瘍時才接受治療，通常無法逃避截肢的命運。建議患者以血管介入性治療（**氣球擴張術、動脈內斑塊切除刮除術、血管支架置放術**）或外科手術（**動脈血管繞道手術**）直接改善病灶。

**圖1**

| 大部分患者一開始的症狀是腳痠、腳麻、小腿腹疼，特別是在行走或運動時容易產生，
但因為症狀輕微，所以常常被忽略。等到就醫時往往已經是非常嚴重的程度了。

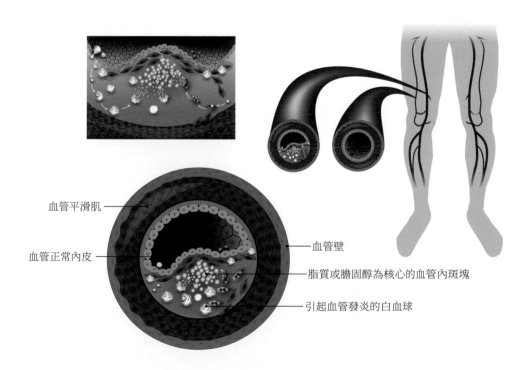

血管平滑肌 ——

血管正常內皮 ——

—— 血管壁

—— 脂質或膽固醇為核心的血管內斑塊

—— 引起血管發炎的白血球

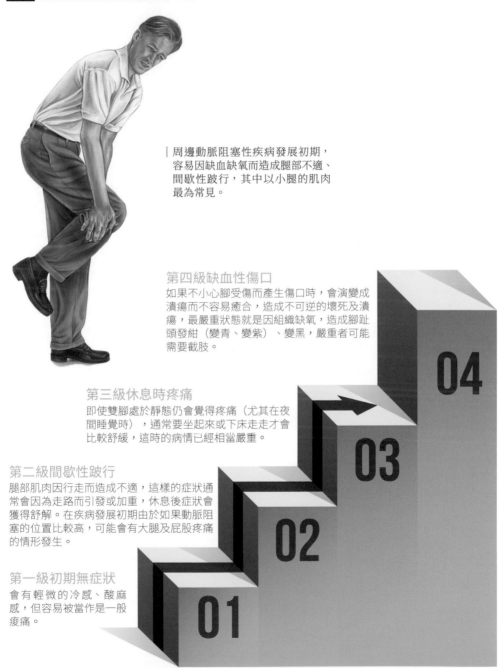

**圖2** 周邊動脈阻塞性疾病分成 4 級：

周邊動脈阻塞性疾病發展初期，容易因缺血缺氧而造成腿部不適、間歇性跛行，其中以小腿的肌肉最為常見。

**第四級缺血性傷口**
如果不小心腳受傷而產生傷口時，會演變成潰瘍而不容易癒合，造成不可逆的壞死及潰瘍，最嚴重狀態就是因組織缺氧，造成腳趾頭發紺（變青、變紫）、變黑，嚴重者可能需要截肢。

**第三級休息時疼痛**
即使雙腳處於靜態仍會覺得疼痛（尤其在夜間睡覺時），通常要坐起來或下床走才會比較舒緩，這時的病情已經相當嚴重。

**第二級間歇性跛行**
腿部肌肉因行走而造成不適，這樣的症狀通常會因為走路而引發或加重，休息後症狀會獲得舒解。在疾病發展初期由於如果動脈阻塞的位置比較高，可能會有大腿及屁股疼痛的情形發生。

**第一級初期無症狀**
會有輕微的冷感、酸麻感，但容易被當作是一般痠痛。

# 當心臟不給力時──心臟衰竭

心臟衰竭（HF：heart failure）就是「心臟無法輸出足夠血液供應身體各重要器官的需要」。通常由冠狀動脈疾病、心肌梗塞、高血壓、心房顫動、瓣膜性心臟病和心肌病變所引起，若有肥胖、腎臟、肝臟、貧血、甲狀腺疾病的患者，也要注意心衰竭的問題。（圖1）

## 心臟衰竭的診斷及治療

心臟衰竭的診斷是根據病史及理學檢查，並透過心臟超音波確認診斷，並藉由抽血檢查、心電圖、胸部 X 光攝影找出心臟衰竭的潛在成因。

紐約心臟學會（NYHA）將心臟衰竭分為四等級，當級數越高表示活動能力越差。（圖2）穩定的慢性心臟衰竭，通常可以透過藥物、生活型態調整（**戒菸、運動、飲食控制**）來改善。對於突然惡化的心衰竭，則採用利尿劑、強心劑及硝酸甘油鹽類藥物治療，必要時可植入心律調節器或去顫器。若患者對上述治療反應不佳，再考慮心室輔助器或心臟移植。

心衰竭早期的治療相當受到侷限，據統計，經確診後第一年死亡率約兩成，五年內存活率也只有一半，但近年來由於新型酵素阻斷劑（ARNI：angiotensin receptor neprilysin inhibitor，Entresto 健安心）的問世，讓原本難以治療的心臟衰竭有了希望，所以患者一定不要放棄，要配合醫師的治療堅持下去！

**圖1**

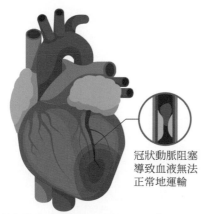

冠狀動脈阻塞
導致血液無法
正常地運輸

當心臟在構造上或功能上出現不協調的現象時，導致血液無法正常地輸出或流入心臟，就會造成心臟衰竭。

**圖2 心臟衰竭分為 4 級**

**1** 普通的身體活動不會引起過度疲倦、心悸、呼吸困難或心絞痛。

**2** 身體活動輕度受限制，可以從事日常活動（如爬樓梯、掃地）；無法作劇烈運動。

**3** 身體活動明顯受限制，休息時會緩解，但是從事日常的輕微活動（如爬樓梯、掃地、刷牙）也會導致不適症狀。

**4** 任何身體活動都會不舒服，甚至躺在床上或站著不動也會感覺不適。

# 原來這個會和心臟有關──靜脈曲張、靜脈血栓

靜脈曲張（varicose veins）是靜脈系統最常見的疾病之一，指靜脈不正常的擴張所造成的疾病，常見於小腿。（圖1）患者的小腿靜脈會有明顯的凸出，甚至出現膨脹和扭曲的外觀，靜脈周圍的皮膚會呈紅腫微熱狀態，行走時也會有痛感及容易疲累的現象。靜脈曲張不僅僅影響美觀，嚴重時甚至會發炎、潰瘍。

### 靜脈曲張發生在淺層，靜脈血栓發生在深層

靜脈曲張可以從外觀看見，靜脈血栓則（**又稱深層靜脈血栓**）是發生在深層的靜脈裡，無法從外表看見。除了長時間處於不動姿勢，容易形成深層靜脈血栓以外，有些疾病（**自體免疫疾病、癌症**）或藥物（**如避孕藥**）也容易導致血管內血塊形成。多數人初期沒有症狀，漸漸的開始感到腿部腫脹，一旦深層靜脈血栓脫落後，便會隨著血流在身體內移動，若血塊流到肺部並堵塞肺動脈時，即形成了致命的肺栓塞（Pulmonary embolism）。

靜脈血栓一般是以服用抗凝血劑治療，雖然無法消除已經形成的血栓，但可以降低疾病惡化。當症狀已造成肺栓塞或藥物療效不佳時，可使用溶解血栓劑（**TPA：Tissue Plasminogen Activator**），但這類藥物有引起嚴重出血的風險，或者可選擇以血栓抽吸或局部藥物溶解血栓（clot busters）的方式介入治療。

### 避免久坐久站遠離靜脈疾病

平時要避免長時間固定姿勢不動，並適時做抬腿運動或穿著醫療彈性襪。彈性襪的選擇最好從足部到膝蓋或大腿甚至到腰部，才能有效改善症狀及預防。

**圖1**

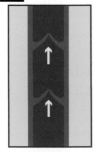

正常靜脈瓣功能是讓血液朝回心方向流動，抵抗重力作用。

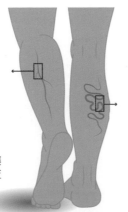

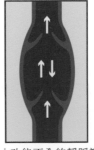

功能不全的靜脈瓣會造成血液逆流。

靜脈是人體血液回流的重要系統，腳部的血液要回到心臟，必須靠心臟收縮的牽引讓血液回抽。因此，當心臟無力或血管病變時，血液容易滯留在腿部，造成靜脈血管因承受不住壓力而膨脹變形。

# 第三章
# 心臟病的症狀與檢查

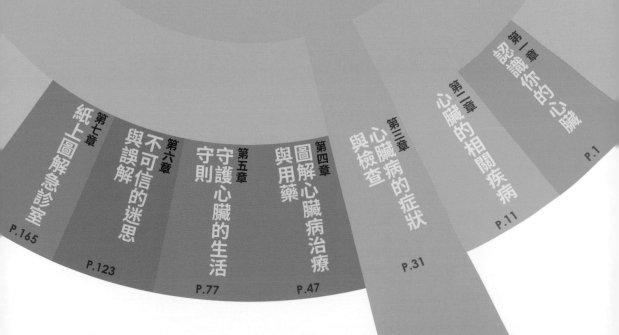

# 哪些徵兆發生時應該到醫院掛心臟門診？

有許多患者在心臟病發作前是有徵兆的，只是不一定是典型的症狀，所以很容易被忽略。建議平時就要多注意身體的警訊，若出現下列症狀，應儘速到醫院檢查。切莫輕忽症狀，待突然病發時措手不及造成遺憾。

### 胸悶、胸痛、痠痛

胸悶是心臟病的典型徵兆，但並不是每個心臟病發作的人都會像電視情節一樣抓著胸口然後倒地。有時候患者會以非典型的心臟病症狀顯現，例如痠痛、抽痛或胸部肌肉拉傷般的疼痛，這些自覺症狀尤其容易在運動中、運動後、情緒激動、工作疲累、吃飽後出現。

### 心臟鄰近部位有轉移性疼痛

當胸口不適延伸到左手臂、下巴、肩膀、耳朵、牙齦、頸部等部位，並產生劇痛且酸麻時，極有可能是心臟病發作的徵兆。有些疼痛感是一陣一陣的，就像肌肉拉傷一樣，所以很容易被忽視。一旦發現疼痛似乎有往上、往左或往背後轉移及擴散的狀況時，務必立即就醫檢查。

### 上腹疼痛、腹脹消化不良、噁心嘔吐

有些心臟病患者（**例如心臟下壁的心肌梗塞**）會出現上腹疼痛或痙攣現象，這是因為病灶部位比較靠近橫膈膜，所以疼痛感會往下轉移擴散。其他病症從輕微的腹脹、消化不良到噁心及嘔吐都有可能，當然一般人不會去聯想到是心臟出問題，常常是去治療腸胃卻沒找到病灶，後來才發現原來是心臟問題。

### 呼吸不順、呼吸急促、喘不過氣、頭暈眼花

當心臟供血不足時，就會導致人感覺呼吸困難，好像置身於高海拔空氣稀薄地區。另一個症狀可能是頭暈眼花，但人們往往誤認這些症狀是腦部疾病，常常因此錯失治療時機。

### 腳踝、腳盤腫脹、全身水腫

當心臟無法發揮正常功能時，會使得組織細胞的廢棄物及二氧化碳無法藉由血液代謝掉，身體過多的水分也無法排除，造成體液向組織擴散、滯留而引發水腫。因為心臟功能變差及重力的影響，導致心臟疾病的水腫一般會從下肢小腿、腳踝、腳盤開始。

## 脈搏異常、心悸

心臟疾病（例如心律不整或甚至心肌梗塞）有可能會引起脈搏紊亂異常、心臟跳動過慢、過速或不規則現象。病人常抱怨心悸或心臟不舒服的感覺，總是來得突然又強烈，甚至有一種快從嘴巴跳出來感覺。這種心悸通常只持續幾秒鐘或幾分鐘，若持續較長時間則會感到暈眩或虛弱。

## 極度疲勞及虛弱

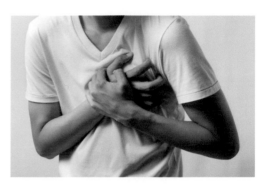

這種疲勞比一般的勞累更強烈，是讓人全身無力、不得不攤軟下來的那種勞累，有超過 70% 的女性心臟病患者，於心臟病發作的數週或數月前，均有這種疲倦感。如果平常體力、精神很好，卻突然覺得很疲勞無力，就要注意是不是心臟疾病找上你。

## 失眠、焦慮

有心臟疾病的患者常常提及，病發前會有失眠或感到焦慮、恐懼等狀況出現。常常會感到不安、神經質及容易緊張，甚至容易生氣情緒容易波動。

## 類似流感症狀

出現皮膚濕冷、冒汗、頭暈、疲倦、虛弱、無力等症狀，常讓患者以為只是感冒，就連心臟病的典型症狀「胸悶」也常與重感冒相混淆。如果沒有發燒等其他流感症狀，或有持續性的氣喘或久咳未癒，就可能是心臟病的徵兆。

除了上述情況，也有患者是平常毫無症狀在健檢時才發現患病的。因此建議本身有心血管疾病危險因子（**三高、肥胖、抽菸、久坐少動**）及家族史的人，除了掌握自身健康狀況之外，還要每年進行例行性的健檢才能有效預防疾病。

# 高血壓會有哪些症狀？

高血壓病人一開始常常沒有症狀，當有症狀出現時，通常是患者的某些器官（**腦部、眼睛、心臟、血管、腎臟等**）已經受到相當程度的損害，因此高血壓可以說是「沉默的殺手」（圖1）。高血壓的症狀常以下列方式表現：頭痛、頭暈、肩部酸痛、頸部僵硬、臉部潮紅、心悸、胸痛、胸悶、呼吸困難、嘔吐、下肢浮腫、視力模糊、間歇跛行等等。

## 由外在或內在的壓力造成

高血壓症狀最常發生在血壓突然上升或失控時，其造成血壓波動的原因，不管是外在環境，還是自身壓力均為常見。外在壓力像是環境及天氣的變化或者工作壓力等；自身壓力則是失眠、作息不正常、情緒波動、生病勞累、運動等。

## 要在固定時間測量血壓

血壓在一天內量越多次越具有參考價值，但由於現代人生活忙碌，可以改為一天量兩次，血壓值通常在熟睡後開始下降、起床前開始慢慢爬升，所以早、晚測量的數值是最具有參考價值的基礎血壓。若是早上起床就很緊張匆忙，或者常應酬、熬夜工作、日夜顛倒、上夜班的人，可以選擇自己固定較放鬆的時間來量測，重點是要在固定時間做測量。

**圖1** 高血壓幾乎讓全身器官都受影響

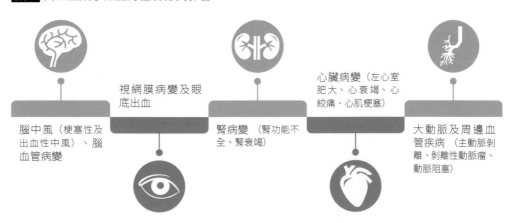

視網膜病變及眼底出血

心臟病變（左心室肥大、心衰竭、心絞痛、心肌梗塞）

腦中風（梗塞性及出血性中風）、腦血管病變

腎病變（腎功能不全、腎衰竭）

大動脈及周邊血管疾病（主動脈剝離、剝離性動脈瘤、動脈阻塞）

| 高血壓之所以稱為沉默的殺手，是因為它會對的所有器官造成影響，例如以上幾種疾病。

正確量血壓的步驟：

❶找一張有椅背的椅子坐下，身體輕鬆向後靠，雙腳平放在地上，不可講話。**保持平靜 5 ～ 10 分鐘，測量前 30 分鐘內不可抽菸、喝含刺激性物質的飲料。**

❷選擇適當壓脈帶及血壓計，並確定血壓計有校正過（**最理想是每年校正一次**），心律不整的患者要選擇專用的血壓計。

@ **手臂圍＞ 32cm**：最好選擇較寬大一點的壓脈帶
@ **手臂圍 22 ～ 32cm**：市面上的壓脈帶皆可適用
@ **手臂圍＜ 22cm**：最好選擇較窄小一點的壓脈帶

❸開始量時務必將手臂平放，並且一定要與心臟同高，同時將手心向上放鬆不要施力。將壓脈帶下緣綁在手肘內側凹處上約 2 ～ 3 公分處，並將軟管線對齊肱動脈。如果穿著一般衣服或薄毛衣時可直接量，捲起袖子反而會讓壓脈帶不平穩，太厚的外套、大衣、毛衣或太緊的緊身衣就要脫下才能量血壓。

❹將測量結果照實記錄在紀錄本，標示時間、左右手血壓、有無服藥等。如果兩手的血壓不同，最好持續幾天同時記錄兩隻手的血壓，之後再選取血壓偏高的那隻手固定量，如果左右兩手血壓差距過高應在回診時告知醫師。

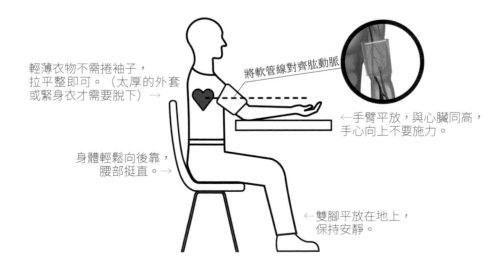

輕薄衣物不需捲袖子，
拉平整即可。（太厚的外套
或緊身衣才需要脫下）→

將軟管線對齊肱動脈

←手臂平放，與心臟同高，
手心向上不要施力。

身體輕鬆向後靠，
腰部挺直。→

←雙腳平放在地上，
保持安靜。

# 胸痛都是心臟病嗎？

要回答這個問題之前，要先了解什麼是胸痛。只要是頸部以下及上腹部以上的區域感到不適或疼痛都稱為胸痛。在這個範圍內的皮膚、肌肉、骨骼、筋膜、器官所引起的不適都會造成胸痛，但若是這樣的症狀持續了數分鐘之久，同時有呼吸困難、呼吸急促、冒冷汗、心悸、頭暈、暈厥等，甚至會有左手臂、左肩、下巴、頸部及牙齦這些部位的「反射痛」時（圖1），則很有可能是心臟病所引起。

## 其他會引起胸痛的原因

除了心臟血管及肺部疾病常以胸痛來表現外，還有腸胃道疾病（**胃食道逆流、胃潰瘍、膽囊發炎、胰臟炎等**）胸部皮膚、神經肌肉、骨骼疾病也會引起胸痛症狀，究其原因可能是因為帶狀疱疹、皮膚炎、肋間神經痛、神經發炎、胸部挫傷肌肉拉傷、肋骨軟骨炎、脊柱側彎，胸廓變形等因素。另外，情緒及精神異常疾病（**焦慮、換氣過度、情緒波動、恐慌以及壓力等**）也會造成胸痛問題。

## 不確定胸痛原因時應盡速就診檢查

雖然只是心臟病症狀中的一小部分，但胸痛也常常跟致命性及有危險的疾病相關聯（**心肌梗塞、肺栓塞、主動脈剝離、心包膜炎、心包膜填塞等**）。除了這些心血管疾病之外，肺栓塞、肺炎、氣胸、血胸、肺部或是胸壁腫瘤、氣喘等肺部疾病，也容易引起胸痛的徵狀。如果無法確定胸痛是什麼疾病所引起的，最好盡快到醫院做進一步的檢查。

**圖1** 胸痛常見位置及患者疼痛部位比率

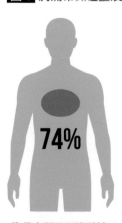
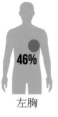
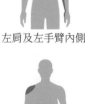
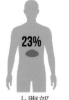
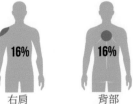

74%
胸骨中間及周邊區域

46%
左胸

40%
左肩及左手臂內側

23%
上腹部
（及劍突軟骨下方）

7%
頸部或下巴

16%
右肩

16%
背部

心臟血管疾病引起典型性的胸痛是位於胸部中間胸骨後、略為偏左或廣泛性胸悶，像擠壓性鈍痛及重壓感，這樣的不適感可能持續數分鐘左右，有時候更長到數十分鐘。

# 心臟健康檢查有需要嗎？

心臟檢查的目的是，在尚未出現病徵的階段及早發現患者罹患疾病。冠狀動脈疾病、心律不整、心臟瓣膜及心肌病變這類型的病人通常早期沒有明顯症狀，等到患者出現自覺症狀時才治療，預後會比較差一些。所以早期發現、早期治療是心臟健康檢查最主要的目的。

哪些人需要做心臟健康檢查

❶健康人　　　　　　　　　　　　❷年長者
❸有高血壓、高血脂、糖尿病家族病史　❹有心臟血管疾病病史

心臟健康檢查有哪些項目

●一般檢查

㈠抽血及驗尿

　　當血糖及膽固醇過高時，就是冠狀動脈疾病的高危險群。驗尿則是檢查尿液中是否混雜蛋白質、糖分或血液等物質，可以確認腎臟的狀態。

㈡胸部 X 光及心電圖

　　可以確認心臟的大小、位置、形狀以及血管的分布狀態。心電圖則是確認患者在靜止狀態時心臟的運作情況。

●進階檢查

㈠生理及功能檢查：運動心電圖、24 小時霍特心電圖

　　運動心電圖是在一邊給心臟負荷，一邊紀錄心臟活動狀況的檢查。24 小時霍特心電圖則是長時間紀錄心臟靜態情況的檢查，可以偵查缺血變化及心律不整。

㈡影像學檢查：心臟超音波、頸動脈超音波、冠狀動脈斷層血管攝影、核醫心肌灌注掃描

　　心臟超音波可以檢查心臟大小、心臟壁厚度與活動狀況，可以檢查出心肌梗塞及心臟瓣膜症等疾病。頸動脈超音波是觀察頸動脈有無狹窄，可測量頸動脈血流及內皮厚度。冠狀動脈斷層血管攝影可以讓心血管的影像更精準呈現，且不具侵入性。核醫心肌灌注掃描可以精準偵測冠狀動脈是否有狹窄的問題。

# 一般心臟檢查包括那些項目？

隨著健康觀念興起，許多健檢中心也順勢推出琳瑯滿目的心臟檢測項目，民眾往往看得一頭霧水。以下就所有心臟的檢查內容作介紹，讓民眾可以針對自己的症狀作選擇，避免多走冤枉路。有關心臟方面的檢查分為 (一) 一般的檢查 (二) 心臟生理檢查 (三) 心臟影像學檢查。

## (一) 一般檢查：抽血檢查及胸部 X 光檢查

### ●抽血檢查

包括了 5 種心臟血管指標，以及血糖、血脂及其他血液的檢測。

**❶肌酸磷化酶**（CK：CreatineKinase）可作為心肌損傷受損的參考指標，心肌梗塞時會升高。

**❷乳酸去氫酶**（LDH：Lactate Dehydrogenase）也是心肌損傷的指標，一般用於心肌梗塞早期診斷。

**❸心肌旋轉蛋白 I**（TnI：Troponin I）及 N 端原生 B 型利鈉激素，心肌旋轉蛋白 I 是早期診斷急性心肌缺氧及心肌梗塞的指標。N 端原生 B 型利鈉激素為心臟荷爾蒙，可以用來評估心臟功能。

**❹高敏感性 C 反應蛋白**（HSCRP：High Sensitivity C-Reactive Protein）是個獨立並且有效的預測指標。根據研究指出，血清中的 HSCRP 越高者，發生心肌梗塞及中風的可能性越大。

**❺同半胱胺酸**（homocysteine）用於預防及診斷心血管疾病，數值越高罹患生心臟疾病的風險越高。

**❻血糖、血脂**用於監控預防糖尿病及高血脂及心臟血管疾病發生。

**❼其他血液檢查**還包括血紅素、甲狀腺功能、腎功能及電解質等等。

### ●胸部 X 光檢查

主要是檢查肺部、心臟、主動脈、縱膈及胸腔內骨胳等疾病。肺部及縱膈有無異常，及其胸腔內骨胳有無變形、骨折、骨質疏鬆等許多疾病都可以從 X 光來評估。（圖1）而心臟血管方面的指標數值則可以用來判斷，心臟有無擴大、有無結構異常及受損、主動脈有無硬化剝離。

**圖1** 胸部 X 光檢查

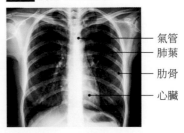

氣管
肺葉
肋骨
心臟

(二) 心臟生理檢查：靜態 12 導程心電圖、運動心電圖、24 小時心電圖

## ●靜態 12 導程心電圖（ECG 或 EKG：Electrocardiography）

這是常見偵測心跳心律的檢查，也是檢查心臟的主要工具之一。透過偵測心臟的電波脈動，可以了解心跳心律是否正常，以及評估心室肥大、心律不整、缺血性心臟病等。（圖2）

## ●運動心電圖（TET：Treadmill Exercise Test）

心臟冠狀動脈血管堵塞時一般靜態的心電圖可能檢查不出來，因此使用運動心電圖檢查是更好的方式。有些人是在運動時才會感覺胸痛、胸悶，所以這個檢測方法是讓患者上跑步機快走及小跑步，藉由當下監測、觀察心電圖的變化，找出心臟病症狀。

## ● 24 小時心電圖（24 hours monitor ECG），又名霍特心電圖（Holter monitor ECG）

顧名思義可以 24 小時監測患者心跳狀態，當患者有不舒服時就按一下，機器就會在當下的心律上做標記，以便心臟科醫師判斷當時是否有心律不整，但如果在接受檢查的 24 小時內症狀沒有發作就無法測得。（圖3）

還有一種「心臟事件記錄器」（Event recorder）可以連續監測 7 天心跳，但它無法做 24 小時的連續記錄，只有在患者按下按鈕時才能將發作前後的 30 秒記錄下來，形成一個短暫完整的心電圖。有些病人不是天天都有胸悶或胸痛的現象，可能是幾天才會出現一次，就非常適合使用心臟事件記錄器。

**圖2 靜態 12 導程心電圖**

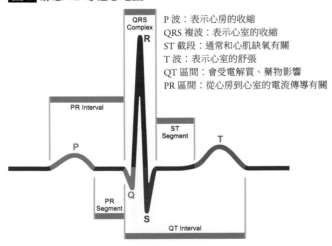

P 波：表示心房的收縮
QRS 複波：表示心室的收縮
ST 截段：通常和心肌缺氧有關
T 波：表示心室的舒張
QT 區間：會受電解質、藥物影響
PR 區間：從心房到心室的電流傳導有關

**圖3 24 小時心電圖**

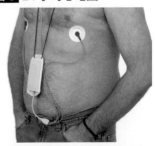

配戴時，會在病人的胸前貼上電極片，然後接上一個像隨身聽大小的機器，配掛在腰際。機器會連續紀錄監測 24 小時心律心跳狀態，裡面有電池，外殼有一個按鈕，當患者一有自覺症狀時就按下按鈕。

㈢ 心臟影像學檢查：心臟超音波、核醫心肌灌注掃描、心臟核磁共振檢查、
　　冠狀動脈斷層血管攝影、冠狀動脈血管攝影

### ◉心臟超音波檢查 （Echocardiography）

能同步檢查心臟構造、收縮舒張功能、血流方向、速度、心臟瓣膜功能是否正常。
也可以利用「杜卜勒」（**超音波**）血流測定，來看心臟血管的血流方向及流速及心
臟瓣膜的功能、結構是否缺損，可初步評估心臟功能及疾病。（圖 4）

### ◉核醫心肌灌注掃描 （MPI：Myocardial Perfusion Imaging）

此項檢查的優點在於非侵入性檢查且準確度高，適合作為發病前篩選或患病治療
後的追蹤檢查，檢查中雖然是使用同位素（Radioisotpe）藥物，但是藥物的劑量非
常低，對身體幾乎沒有影響。心肌灌注的相對應區域，仍可以在心臟血管處於不
同的狀態或壓力下（**休息、服藥後或運動後**）進行評估，用這種方法檢查心肌，就能
清楚分辨出血流部位正常與異常的不同。（圖 5）

### ◉冠狀動脈電腦斷層掃描血管攝影 （CCTA：Cornary CT Angiography）

CCTA 是一種非侵入性且可以直接探知冠狀動脈有無狹窄阻塞的檢查，藉由這項
檢查可以有效地重組血管的狀況，幫助診斷出存在於冠狀動脈的斑塊，也可以評
估冠狀動脈的鈣化程度及硬化程度，做為血管介入治療的參考。（圖 6）

### ◉心臟核磁共振檢查 （CMR：Cardiac Magnetic Resonance）

診斷各種心肌缺氧及病變，偵測異常的心臟構造，也可以利用藥物注入讓正常的
心肌與缺血的心肌產生對比。透過檢查可以了解心肌是否有血液灌注不足問題，
並能推測它發生的位置，而且可以同時觀察心肌以及瓣膜即時的運動，每個心房
心室都可以看得很清楚。這項檢查結合了心臟超音波及心臟電腦斷層檢查的優
點，更是心臟影像研究時的公認標準影像。

### ◉冠狀動脈血管攝影 （Coronary Angiogram）

又稱為心導管檢查（cardiac catheterization），是一種侵入性冠狀動脈的檢查方式，
利用經皮穿刺導管植入並將含碘顯影劑注射進入冠狀動脈內，所以在 X 光下照像
可清楚顯現冠狀動脈走向，及血液流動與阻塞狹窄情形，以提供進一步血管介入
治療的指引及圖像參考。（圖 7）

## 圖 4 心臟超音波檢查

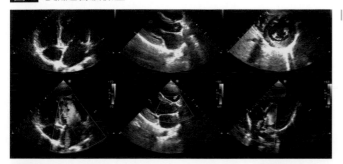

此為最基本的心臟影像檢查，透過回聲方式可以呈現出心臟結構、腔室大小、瓣膜活動、心臟收縮功能狀況，加上「杜卜勒」可以看出血液在心臟內流動的方向。

## 圖 5 MPI 檢查

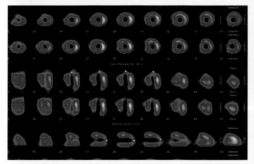

將放射性同位素注入患者體內後，即可透過成像描繪出供應心肌營養的血流狀況，來推定是否有冠狀動脈阻塞。灌注影像能夠辨認出心肌血流減少的區域，是因為缺血還是疤痕所造成的。

## 圖 7 冠狀動脈血管攝影

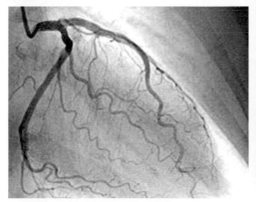

直接利用心導管方式施打顯影劑，將冠狀動脈在透視成像下顯影出來，可觀察血液流動、血管收縮狀態，及評估阻塞狹窄嚴重程度。

## 圖 6 CCTA 檢查

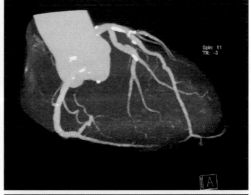

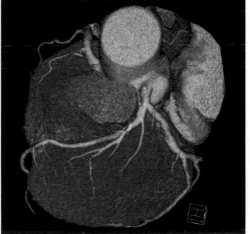

利用施打顯影劑、斷層掃描、影像重組技術，把冠狀動脈成像出來，可以判斷血管有無狹窄或鈣化。

# 周邊血管檢查是什麼，什麼時候需要檢查？

周邊血管檢查泛指針對心臟周邊動、靜脈血管疾病所做的檢查，其中包括動脈疾病、動脈血管堵塞、動脈鈣化等疾病，以及靜脈疾病、深（淺）部靜脈血栓與靜脈瓣閉鎖不全等疾病。

動脈疾病大多以末梢缺血、缺氧，肢體痠、痛、麻、發紺（紫或青）來表現；而靜脈疾病以肢體水腫及靜脈曲張來表現居多。一旦懷疑四肢有血管病變時，就應該趕快接受周邊血管檢查。

周邊動脈阻塞性血管疾病的檢查及評估

臨床上常見的動脈疾病，多為下肢動脈阻塞疾病，其檢查項目包括了❶病史詢問❷身體理學檢查❸測量上下肢收縮血壓值❹周邊動脈血管超音波❺周邊血管攝影，五種檢查方式：

❶病史詢問：從病史來分析病人的過往疾病及症狀描述。

❷身體理學檢查：其中包括視診及觸診，如兩腳肢體表溫度差、皮膚外觀顏色差、下肢毛髮生長情況、雙側下肢血管不同部位的脈搏觸診（從足背動脈、後脛骨動脈，膕動脈到股動脈的脈搏），比較兩側脈搏搏動強度，及不同高度部位脈搏搏動強度做比較，便可以大略推測血管阻塞的部位。

❸測量上下肢收縮血壓值：試算出腳踝及手臂收縮壓比值（ABI：Ankle － Brachial Index），通常小於 0.9 就要懷疑是否有周邊動脈血管阻塞疾病，這樣的方法可以快速篩選動脈阻塞疾病，及初步判斷血管阻塞的嚴重程度。（圖 1）

❹周邊動脈血管超音波／下肢動脈斷層掃描血管攝影：以非侵入性的方式評估血管阻塞位置及阻塞程度。（圖 2）

❺周邊血管攝影：血管攝影是一種侵入性的檢查方式，利用一根細且軟的導管植入並施打顯影劑，經由透視方式直接評估動脈血管阻塞及血液流動的狀況，可提供後續介入治療的重要的影像參考。

**圖1** 上下肢收縮血壓測量方法

$$ABI = \frac{踝部的收縮壓}{上臂的收縮壓}$$

| ABI 值 | 數值意義 | 治療措施 |
|---|---|---|
| 1.0 — 1.4 | 正常範圍 | 無需 |
| 0.91 — 0.99 | 界限值 | 尋找並改變致病的危險因子 |
| ≤0.9 | 可能罹患動脈疾病 | 進行戒菸、抗血小板和抗血栓治療 |

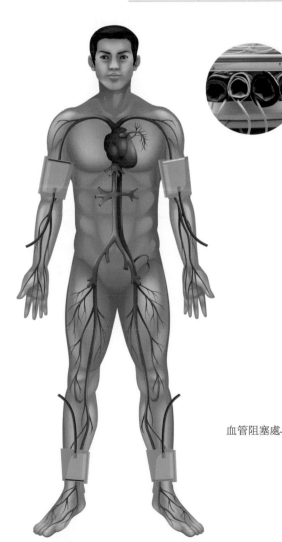

利用四肢血壓來測出 ABI 值，透過檢測數據可以篩檢出動脈阻塞性疾病。

**圖2** 下肢動脈斷層掃描血管攝影

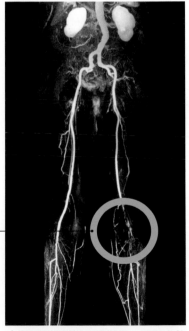

血管阻塞處——

利用斷層掃描血管攝影，呈現出整個下肢血管圍，便可輕易判斷出血管阻塞部位及嚴重程度。

心臟病的症狀與檢查

通常下肢動脈阻塞的病人，也會合併有其他部位的血管阻塞（**心臟冠狀動脈、大腦腦血管及腎動脈等**），所以有較高的比例會造成心肌梗塞、腦中風或腎血管等病變。因此，如果罹患周邊血管阻塞，其他系統的檢查也是有必要的。

## 常見靜脈血管疾病的檢查及評估

臨床上常見的靜脈疾病，以靜脈曲張及深層靜脈血栓兩種為主。一般來說，下肢靜脈曲張是因為腿部靜脈結構異常及血流功能失常，所引起靜脈血管異常擴大、曲張的現象。（圖3）

大部分靜脈的血栓疾病，是因為腿部深層靜脈中有有血塊成形，造成血管阻塞、阻礙血液流動，進而導致腳腫脹的情況發生。

最令人擔心的狀況是，血栓有可能會因為身體的活動而脫落，然後順著血流來到肺部的肺動脈或其分支，造成肺栓塞。所以如果靜脈血管出現問題，絕對不可輕忽，應該及早檢查及治療。

## 常見的 5 種靜脈疾病檢查

臨床上常見靜脈疾病檢查項目包括以下共五種：

❶**針對深部靜脈血栓**（DVT：Deep Vein Thrombosis）**的深部靜脈血流檢查**（PRG：Phleborheograph）：此項檢查以 SVC（**上腔靜脈**）和 MVO（**最大靜脈血流測試**）二個數值來判讀，腿部哪一個部位發生深部靜脈血栓病症，及其嚴重程度。

❷**針對靜脈逆流**（VR：Venous Reflux）**的 PRG 檢查**：這項檢查可以確定出，是哪一條靜脈的瓣損壞而產生逆流，以供醫師作為治療的參考依據。

❸**周邊靜脈血管超音波**：是非侵入性快速的影像學檢查，可得知靜脈大小、擴張程度、評估靜脈瓣膜功能及血液回流的狀況、是否有靜脈血栓阻塞、血栓阻塞位置和阻塞範圍的評估。

❹**靜脈電腦斷層掃描血管攝影／核磁共振血管檢查**：這兩項檢查可以了解下肢、肺部、腹腔內下腔靜脈，或其他臟器靜脈系統是否有栓塞情形。

❺**靜脈血管攝影**（venography）：是藉由導管植入並施打顯影劑，經由透視方法直接評估靜脈血管血栓阻塞及血液流動，可提供後續介入血栓移除治療的重要的影像參考。（圖4）

**圖3** 靜脈曲張

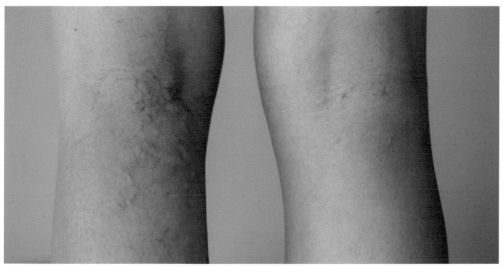

靜脈曲張不僅僅是外觀不雅，也是一種慢性腿部靜脈功能不全的問題。

**圖4** 靜脈血管攝影

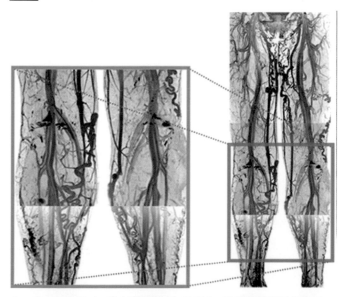

X 光下或透視下，藉由顯影劑施打呈現出下肢複雜的靜脈血管圖。

# 第四章
# 圖解心臟病治療與用藥

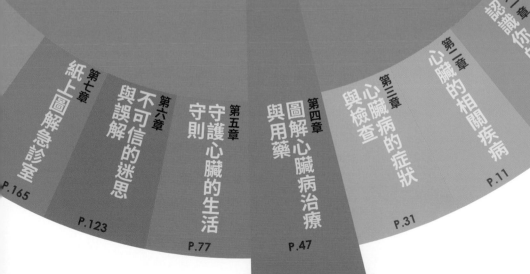

# 心臟血管介入治療的種類有哪些？

介入治療是指一種侵入性的治療方式，使用細針穿刺、導管置入或小範圍皮膚切開，經皮膚組織或進入血管系統達到身體內部臟器內治療。有別於外科手術需要大範圍切開侵入方式，介入治療多數由內科醫師來執行。介入治療的特點是傷口小（**類似微創手術**）、恢復快、併發症少、大多採局部麻醉（**減少麻醉風險**）。（圖 1）

### 心臟血管介入治療有哪些項目
心臟血管介入治療包含血管系統介入治療及心臟介入治療兩種。心臟及其本身的冠狀動脈，是屬於心臟介入治療；而遍及全身的大小動靜脈血管，則是血管介入治療的範疇。（圖 2）

### 介入治療的發明，讓心臟手術大幅進步
在心導管檢查尚未發明以前，人類只能靠臨床經驗及理學檢查來判斷是否有心臟血管問題，也難以釐清心臟血管問題的根源及形式。在過去，心肌梗塞通常沒有有效的治療方式，而且死亡率高、預後差、病人惡化到心衰竭也是常有的事。直到心導管檢查發明後，心肌梗塞可以得到更精確的治療，讓患者的生存率大幅提升，且恢復效果也非常好。（圖 3）

### 推陳出新的設備，讓治療品質持續提升
以心臟冠狀動脈為例，在沒有心臟血管支架的時代，血管阻塞只能用局部的氣球擴張術做物理治療，但在術後常會發生病灶依舊阻塞，或血管又回縮，甚至有血管壁裂開剝離等狀況。在早期，這樣的狀況有 50% 的機會發生，所以在早期，患者必須反覆接受血管暢通的介入治療。

自從血管支架問世，狹心症與心肌梗塞的治療已進步許多，但也帶來新的問題，不同材料的支架，會有不同程度的血栓形成（**稱支架血栓**）或再阻塞（**稱支架內阻塞**）問題。因此支架材料不斷汰舊換新，從一般的金屬支架到現今市場主流的藥物塗層支架（**簡稱塗藥支架**），都讓支架所帶來的問題漸漸消彌，甚至已有研究出可吸收的支架，未來也可望成為最新的主流材料。（**常見支架介紹見 P.60**）

**圖1** 心臟內外科手術的區分

**內科** 血管介入、電生理學、心律不整治療燒灼術、心臟節律器置放手術等領域。

**外科** 包括專精於心臟開心手術、血管手術，或部分心臟及血管介入治療等。

**圖2**

**心臟介入治療**

**神經系統** 電生理學、心律不整燒灼術、心臟節律器置放手術。

**心臟結構** 心導管主動脈置換、左心耳封阻術及小兒心臟科常做的先天性心臟病介入手術（包括：心房中膈缺損封阻術、心室中膈缺損封阻術及動脈導管封阻術）。

**血管介入治療**

**動脈系統** 冠狀動脈、顱內動脈、頸動脈、大動脈（主動脈）、腎動脈、內臟動脈（腸動脈）、骨盆內動脈（內陰動脈）及四肢周邊動脈血管（也包括洗腎病人自體或人工廔管成形術）。

**靜脈系統** 大多是以四肢靜脈（尤其是下肢靜脈）為主，如：下肢靜脈曲張介入治療、靜脈血栓移除術或溶栓治療。

**圖3** 冠狀動脈的心導管治療

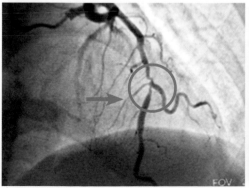

置入支架前的左前降支（LAD）中段阻塞

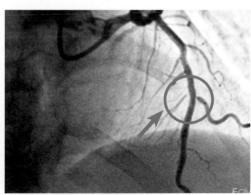

置入支架治療後，血管暢通。

49

# 心導管及心臟冠狀動脈繞道手術治療是什麼？

廣義來說，心導管泛指所有經皮穿刺、經血管、以導管置放達到介入治療效果的所有手術。狹義來說，是指為人熟知的心臟冠狀動脈介入治療。

### 從檢查到治療都可由心導管來進行

心導管分成兩階段：第一階段是心導管檢查，第二階段是心導管治療。當疑似罹患冠狀動脈疾病或心肌梗塞時，醫師就會建議患者施行心導管檢查。

**第一階段檢查**（圖1），先施打顯影劑及X光顯影來評估心臟功能、血流或是血管阻塞的情形，一旦發現病患有血管狹窄阻塞的狀況出現，醫生會依照阻塞程度來評估該進行內科的心導管或是外科的心臟繞道手術。若須以心導管做治療，則會進入第二階段。

**第二階段治療**，包括氣球擴張術（balloon angioplasty）及血管內支架置放術（vascular stent implantation）等方法。先以氣球擴張術撐開阻塞血管，恢復血液灌入心肌的血量，再利用血管支架將血管寬度定型，保持血管的暢通不致塌陷。（圖2）

大部分的冠狀動脈疾病，幾乎都會以放置血管支架來治療，但如果是較複雜的病灶或者需置放數根支架，且經醫師施評估可能有風險時，就會考慮以繞道手術治療。但不可諱言，心導管仍是被公認是目前最好的冠狀動脈疾病及心肌梗塞治療方式。

### 心導管的合併症少且風險低

心導管雖然是侵入性的治療方法，但過程中不需全身麻醉，且傷口小、復原快，大大降低傷口癒合時間及感染風險。至於合併症發生的機率，則視病患的身體狀況，及接受的手術種類而異，但跟年齡並沒有絕對的關係。

雖然偶爾有併發症發生，但目前心導管的技術十分精湛成熟。如果是單純做心導管檢查，其風險只有1‰左右；如果是做心導管介入治療，治療風險約1‰～5‰。相較於其他的手術風險，心導管檢查及治療確實是相對安全。

**圖1** 心導管檢查準備過程

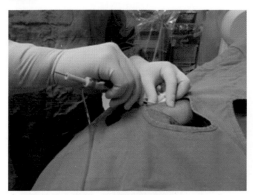

心導管檢查準備 （外鞘套管置入）

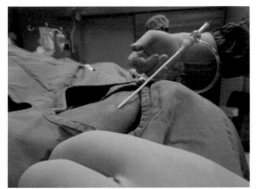

表皮局部麻醉後利用穿刺及導引線穿入血管後準備把外鞘套管（sheath）置入右手或左手橈動脈（radial artery）內。

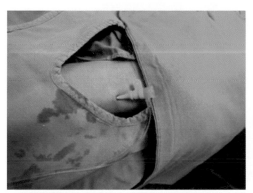

外鞘套管置入右手或左手橈動脈內準備完成，即可開始心導管檢查。

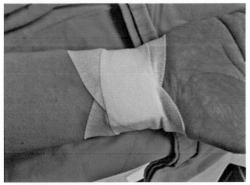

心導管檢查或治療完成後移除外鞘套管，動脈傷口需加壓止血至少6小時。

心導管檢查或介入治療完成後移除外鞘套管，傷口需加壓止血至少6小時，避免活動傷口並觀察有無滲血、血腫及手掌發黑或腫脹，如果是經手部做檢查或介入治療，術式完成後即可下床及進食。

圖2 心導管治療步驟

心導管外鞘套管置入及穿刺處
（六個入口部位選擇）

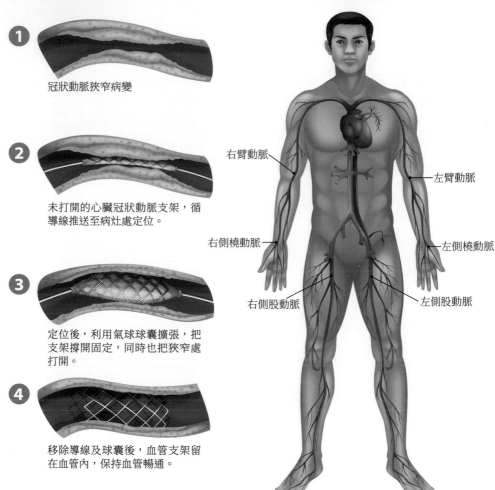

**1**

冠狀動脈狹窄病變

**2**

未打開的心臟冠狀動脈支架，循
導線推送至病灶處定位。

**3**

定位後，利用氣球球囊擴張，把
支架撐開固定，同時也把狹窄處
打開。

**4**

移除導線及球囊後，血管支架留
在血管內，保持血管暢通。

右臂動脈

左臂動脈

右側橈動脈

左側橈動脈

右側股動脈

左側股動脈

心導管兼具檢查及暢通心臟血管阻塞的功能。整個過程是使用一根細小直徑約 1 ～ 2 公釐，長度約 80
～ 125 公分長的無菌導管，經由前臂的橈動脈或鼠蹊部股動脈穿入體內血管，經由金屬導線鑽探至心臟
血管開口處置入並注射顯影劑，透過 X 光的成像，將冠狀動脈顯的阻塞情形完整顯示出來。

## 心臟繞道手術是什麼

心臟冠狀動脈繞道手術（CABG：coronary artery bypass graft），又稱冠脈搭橋手術，是一項緩解心絞痛和減少冠狀動脈心臟病死亡風險的心臟手術。繞道手術裡搭橋所用的動脈或靜脈，均來自患者本身血管（**內乳動脈、橈動脈、胃網膜右動脈、大腿的大隱靜脈等**）。將血管橋連接於冠狀動脈，繞過冠狀動脈粥狀硬化的狹窄處，取代原有的阻塞管道，提高冠狀動脈血流及心肌灌注，以增加心肌供氧及代謝，緩解心肌缺氧狀態。（圖3）

## 預後狀況如何

心臟冠狀動脈繞道手術的預後取決於各種因素，但成功的繞道搭橋通常能維持10～15年正常生活。繞道手術提高了病危患者的生存機率。冠狀動脈繞道手術的年齡對於預後很重要，年輕且沒有合併症的患者有更高生存的機率。萬一繞道搭橋的血管阻塞可藉由心導管治療來加以暢通恢復，通常是不建議再做一次繞道開心手術的。

**圖3** 心臟繞道手術

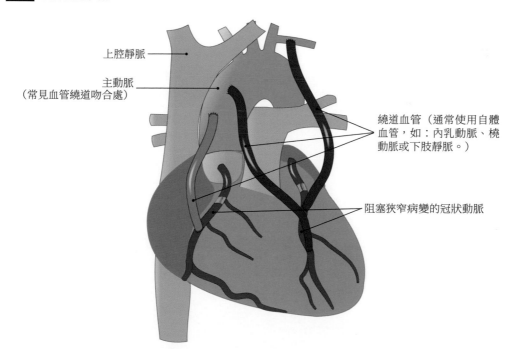

上腔靜脈

主動脈
（常見血管繞道吻合處）

繞道血管（通常使用自體血管，如：內乳動脈、橈動脈或下肢靜脈。）

阻塞狹窄病變的冠狀動脈

冠狀動脈阻塞現今還是以心導管介入治療為首選，如果是嚴重阻塞或多發性病灶（圖 4 和圖 5），則會根據病人當時狀況考慮以心導管或繞道手術治療。兩種方式各有優缺點，選擇哪一種方式治療也是影響恢復及預後很重要的因子。所以術前還是要多跟主治醫師好好討論之後再決定，用最謹慎的態度來面對。

**圖 4** 支架內再狹窄（In-stent Re-stenosis）的狀況

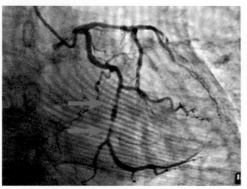 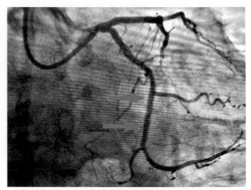

| 左迴旋支中段支架內再狹窄，常見於使用一般金屬支架的患者身上，而塗藥支架再狹窄機率較低。

| 使用支架內氣球擴張術加上 Dior 塗藥氣球使用，讓支架內再狹窄得以再暢通。

**圖 5** 多段病灶的治療

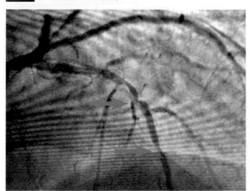 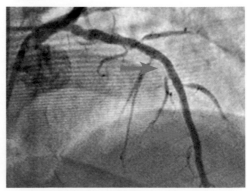

| 左前降支前段及中段多處阻塞位置

| 左前降支前段及中段的阻塞，會利用多支支架前後搭接方式來治療病灶。

## 心導管治療 vs 心臟繞道手術

| | 心導管治療 | 心臟繞道手術 |
|---|---|---|
| 傷口大小 | 微小 | 傷口長且大 |
| 感染率 | 低 | 高 |
| 恢復期 | 1～2天 | 1～2星期 |
| 處理血管阻塞方式 | 血管內支架置放 | 患者自體動靜脈血管繞道搭橋 |
| 準備治療及手術時間 | 較短及快速 | 較慢及長時間 |
| 顯影劑使用風險 | 有使用顯影劑有過敏及腎損傷衰竭風險 | 不使用顯影劑 |
| 治療風險 | 較低 | 較高 |
| 併發症 | 較低 | 較高 |
| 恢復期 | 較短 | 較長 |
| 多發性病灶處理 | 要分次處理 | 一次手術可暢通3條血管 |
| 後續治療 | 需長期服藥抗血小板藥物 | 不一定需長期服藥，看患者狀況 |
| 治療設備需求 | 具完善設備心導管室即可 | 具完善心臟手術設備的手術室及體外循環設備及團隊 |
| 專科醫師治療需求 | 心臟內科及介入專長醫師 | 心臟外科醫師 |
| 費用 | 依支架選擇及置放數目而不同 | 較經濟 |

圖解心臟病治療與用藥

# 什麼是氣球擴張術、血管支架置放術？

**放置支架或使用氣球擴張是為了暢通血管**

當血管阻塞影響到心肌時，就需要靠暢通血管的方式來解決，而介入治療的方式主要是以氣球擴張術及血管支架置放術來進行。醫師先會利用氣球擴張術（圖1），把阻塞處撐開，當暢通血管後，再視情況決定是否置入血管支架，這兩種手術的搭配是很常見的術式。

## (一) 氣球擴張術（Balloon Angioplasty）

先用導線慢慢鑽過阻塞地方，再將未張開的氣球推送至阻塞處，接著用氣球充氣（圖2）的物理力量把阻塞血管撐開，撐開後會有以下三種情形：

❶撐開後的血管為理想大小，手術達到預期目標且未產生血管損傷。

❷由於血管粥狀硬化或鈣化阻塞嚴重，無法將血管擴張到理想大小。

❸由於物理加壓強迫撐開血管，導致血管損傷及內層剝離。

一般來說，只做氣球擴張術，難以讓血管撐到理想大小且不造成血管損傷，而且半年後病灶仍有超過一半的機率，會再次發生血管阻塞的狀況。如果血管有粥狀、硬化、鈣化的問題，則血管再次阻塞的機會將大為增加，但如果置放血管支架的話，就會大幅減少再狹窄阻塞的機會。

## (二) 血管內支架置入術（vascular stent implantation）

治療血管阻塞除了氣球擴張術之外，若再搭配血管支架置入手術，就更能解決血管阻塞、無法完全擴張，及血管損傷剝離等問題。兩者術式併行，可以維持血管固定撐開，讓血流穩定流動。（圖3）

**血管支架多是金屬材質**

除了穩定的特性外，金屬支架的摩擦力小，更好推送至病灶也是優點之一。此外，金屬支架與人體相容性較好，且過彎性佳可以通過彎曲血管，是一種不易斷裂、移位，更不會生鏽的高科技金屬合金。常用的材質有鈷鉻合金（MedtronicResolute Onyx、Elixir DESyne 等）、不鏽鋼質（Biosensor BiomatrixNeoflex）、其他金屬白金支架，或鈦金屬支架等。

圖 1 氣球擴張術

只做氣球擴張術的話，半年後仍有超過一半的機率會復發，但如果置放血管支架的話，就會大幅減少再狹窄阻塞的機會。

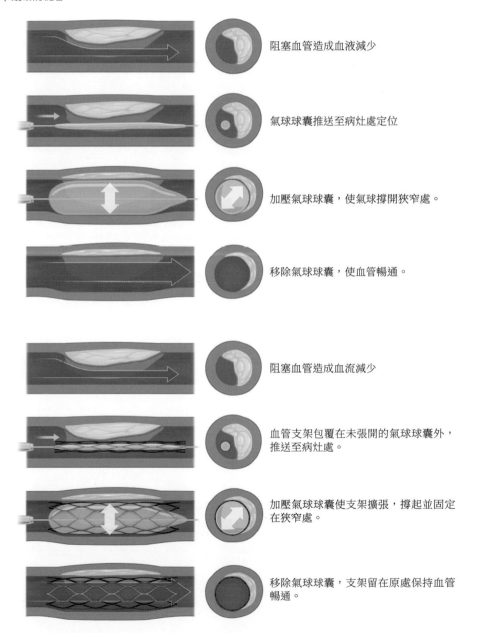

阻塞血管造成血液減少

氣球球囊推送至病灶處定位

加壓氣球球囊，使氣球撐開狹窄處。

移除氣球球囊，使血管暢通。

阻塞血管造成血流減少

血管支架包覆在未張開的氣球球囊外，推送至病灶處。

加壓氣球球囊使支架擴張，撐起並固定在狹窄處。

移除氣球球囊，支架留在原處保持血管暢通。

**圖2 4 種氣球擴張會使用的材料**

市面上使用氣球擴張有幾種氣球可供選擇，不同氣球可用於不同情況不同病灶。

## ❶軟式氣球（semi-compliance balloon）

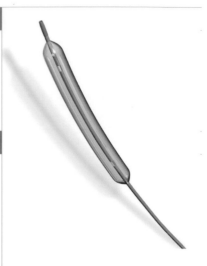

常用在較軟性或初期的阻塞病灶上。優點是滑順、較容易通過狹窄病灶，且在不同壓力下所張開的尺寸較具有彈性；缺點是無法承受較高壓力，來撐開較堅硬的病灶。如：Sprinter、Sapphire 氣球。

## ❷硬式氣球（non-compliance balloon）

常用在較硬的病灶上，或是當支架撐開後為了讓支架張開更完全，也會使用硬式氣球幫助擴張。優點是較高的壓力下氣球仍能保持一定的大小，較為穩定；缺點是因為較硬所以不容易推送通過較狹窄病灶。如：NC Euphora、NC Sapphire 氣球。

## ❸塗藥氣球（DCB：drug-coating balloon）

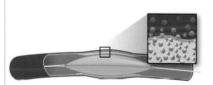

此種氣球是針對支架內再狹窄的病灶所優先選用，或因阻塞血管過小不適合支架置放的另一種選擇。原理是把抑制細胞過度增生的藥物塗抹包覆在氣球表面，當氣球擴張時就可以把藥物滲入血管內皮層，達到減少血管再阻塞的效果。優點是術後不需要再放置支架，缺點是比較難推到病灶處，常見的材料如德國 EurocorDior DCB 塗藥氣球。

## ❹刀片氣球（cutting balloon）

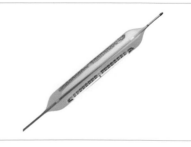

這是一種表面上有刀片的特殊氣球，通常用來處理較堅硬及支架再狹窄的病灶，但因為塗藥氣球的出現，所以現在臨床上較少使用。

## 心臟支架有使用期限嗎？

這是多數患者在接受冠狀動脈支架治療之前，常會問的問題。通常患者在心臟支架置放到病灶之前，就需要決定要使用何種支架材質。當支架放到血管後，便會成為血管的一部分，所以放置血管支架是一輩子的事情，當然就沒有所謂使用期限的問題。

若是還沒被使用的血管支架，就會有使用期限的問題，一但過期了就不應該使用，必須銷毀，尤其是塗藥支架，支架上的藥物如果過期會影響穩定性及安全性，因此在使用前應該特別注意期限。

**圖 3** 冠狀動脈疾病及心導管治療支架置入術

| 血管彎曲置放長支架是很大的挑戰，所以支架的選擇及施術醫師技術都很重要。

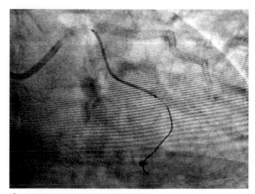

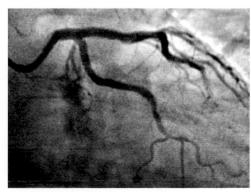

| 治療前的左迴旋支前段阻塞

| 置入支架治療後的情形

# 台灣臨床上使用的支架有哪些？

臺灣在 1995 年引進金屬支架（圖1），克服了氣球擴張術後，解決了原患部血管再阻塞率高的問題。但臨床運用上卻發現，即使血管通暢了，半年後仍有接近 30% 的病人，會發生支架內再狹窄的狀況。

自從藥物塗層支架問世後，大幅降低了原患部再阻塞的機率。藉由支架藥物持續釋放的作用，來抑制血管內皮細胞過度增生，進而降低血管內再狹窄的機率。

### 五種台灣臨床上常用的支架

血管支架有多種根據不同情況、不同病灶及特性來選擇。目前，台灣臨床上所使用的心臟冠狀動脈支架有五種類型：一般裸金屬支架、藥物塗層支架、生物活性塗層支架、薄膜支架及可降解吸收支架。（圖2）

藥物塗層支架比起傳統金屬支架其效果更好，一般來說半年後再次狹窄的機率可以降到 5% ～ 8% 左右。塗藥支架發展不斷進步，每當有新一代的塗藥支架問世時，支架再狹窄及形成血栓的比例就更低。目前臨床上常用的新一代塗藥支架像是 Medtronic Resolute Onyx、Biosensor Biomatrix Neoflex、Elixir DESyne 等。

**圖 1** 金屬支架的特性

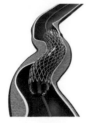 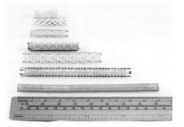 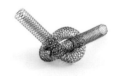

| 金屬支架是一種金屬網狀類似彈簧的人工高科技植入物 | 真實的支架是非常微小，利用導管介入方式可置入血管內。 | 支架柔軟、可彎曲、不易斷裂、可通過或置入彎曲的血管中。 |

**圖2** 5 種台灣常用心臟支架

### ❶一般裸金屬支架
（BMS：Bare metal stent）

只有金屬骨架無任何藥物或其他物質塗層，是一種陽春支架。當支架展開時，金屬直接貼合在血管內皮，優點是血管內皮修復快、價格低廉，且患者只需要連續服用3個月的兩種抗血小板藥物（阿斯匹林、保栓通或百無凝，目前皆為健保給付）即可。缺點是支架再狹窄機會高，要定期追蹤（半年再狹窄機率約3～5成），臨床上常用的裸金屬支架像是 MedtronicBMS Integrity 等。

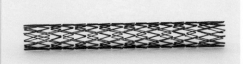

### ❷藥物塗層支架
（DES：Drug eluting stent）

支架表面的藥物具有抑制細胞增生的作用，當支架達到患部後，藥物會慢慢釋放並滲入周圍的管壁組織內。為了解決一般裸金屬支架所造成的血管再狹窄問題，乃研發出在金屬支架表面塗上特殊藥物的支架，又稱藥物支架。但塗藥血管支架依然具有其他風險，比起傳統金屬支架更容易產生支架血栓的併發症，所以必須較長時間服用雙重抗血小板藥物。

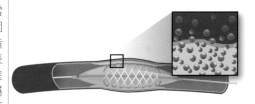

### ❸生物活性塗層支架
（BAS：Bioactive stent）

生物活性塗層支架是在鈦金屬支架的表面，以雷射切割支架表面，並塗上一層一氧化氮（NO）所製成，能降低支架內再狹窄的風險，其優點是服用兩種抗血小板藥物只需1～3個月時間，且突然停藥的話，產生支架內血栓的副作用較低。

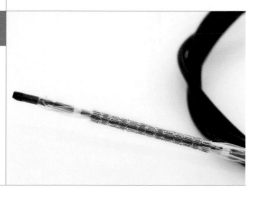

圖解心臟病治療與用藥

### ❹薄膜支架
### （Cover stent）

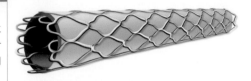

這種支架的用途特殊，可用在血管破裂時止血，或側枝循環時封阻用，金屬骨架外覆蓋一層生物薄膜，可以有效讓支架覆蓋整個血管內壁，不常使用在冠狀動脈介入治療上。

### ❺可降解吸收支架
### （BAS：Bio absorbable stent）

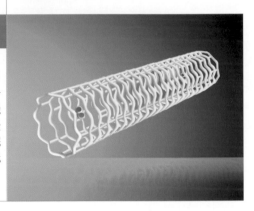

又稱可吸收支架。由聚乳酸聚合物組成，是目前最新的非金屬支架，特性是支架植入後的一段時間內，它會對狹窄的冠狀動脈血管進行機械性支撐，同時釋放出藥物防止再狹窄，之後支架即緩慢降解（分解成二氧化碳及水）並完全被組織吸收，讓血管結構以及血管收縮功能完全恢復至自然狀態。

## 支架的未來發展

據最新研究指出，可吸收支架再狹窄機率和塗藥支架差不多，但卻有較高的機率產生支架血栓，讓許多臨床醫師對於使用可吸收支架仍有疑慮。雖然如此，但我們還是可以預見，可吸收支架會是心臟支架未來重要的發展目標之一，只是目前還需要更多的臨床研究及證據來證明其安全性。（圖3）

| 可吸收支架大致跟一般血管支架置放方式一樣，除了材質較硬之外，只在一些特定狀況的血管才適合放置，不是所有血管都可以使用吸收支架。

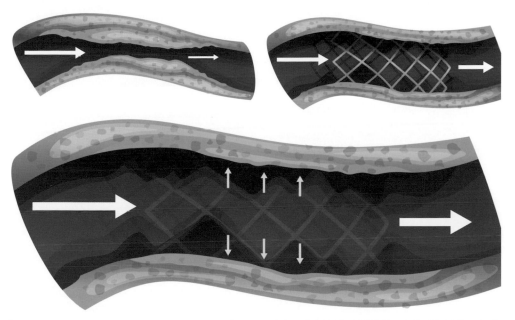

| 置放可吸收支架後，血管可以再次維持暢通狀態。經過幾年支架被分解及吸收後，血管支架消失，無金屬殘留在血管管腔內。

# 如何治療心律不整？

心臟節律不整，常簡稱為心律不整、心律失常、心律不齊（cardiac arrhythmia；cardiac dysrhythmia）。乃是指心臟神經系統傳導異常所引起的各種不規則心律，及傳導障礙所產生的各種症狀，包括心跳不規則、過快或過慢的總稱。成人每分鐘心跳大於 100 次則稱為心搏過速；每分鐘心跳小於 60 次稱為心搏徐緩。

大部分的心律不整是無症狀的，但如果有症狀則常以心悸、胸悶、頭暈、心臟亂跳（暫停、漏拍）的方式表現。嚴重的心律不整甚至會導致胸痛、昏厥、呼吸困難的狀況。

心律不整分可分為期外收縮或過早收縮、上心室心搏過速、心室心律不整及心搏過緩。依據程度的差異而有不同的診斷及治療方式，診斷心律不整可根據心電圖、24 小時心電圖、心肌電生理學檢查來判定（見 P.39）。在治療方面有 4 種：❶藥物治療❷心導管燒灼術❸置放心臟節律❹置放心臟去顫器。

## ❶藥物治療

心律不整大多會以藥物治療來控制病情，患者只要遵從醫囑服用藥物，通常會有明顯的改善。臨床上常見的藥物治療藥物有：乙型交感神經阻斷劑、鈣離子拮抗劑或抗心律不整藥物等。有時候會搭配抗凝血劑來預防心律不整所引起的中風併發症，如：心房震顫（atrial fibrillation）。

## ❷手術治療——心導管燒灼術

適用於心跳過快、心律不整藥物治療無效的症狀，主要是針對包括：陣發性上心室心搏過速（PSVT）、心房纖維顫動、心房撲動、心室頻脈等等。在進行心導管手術前，會先做電生理學檢查，找出心律不整位置後，才會進行心導管燒灼術。（圖 1）

## ❸手術治療——置放心臟節律器

心臟節律器置放是針對有症狀，且經藥物治療無效的心搏過緩病患。（圖 2）進行置放心臟節律器手術時，一開始會先局部麻醉後，在病人的左胸或右胸皮下做個囊狀的小口袋，之後利用鎖骨下靜脈穿刺及電線置入，把電線電極固定在右心房、心室，最後連接啟動器電池，並將其置入皮下口袋中縫合。當心律徐緩時，心臟節律器便會啟動，以微電流刺激心臟跳動，維持心臟正常跳動及功能。

## 心臟節律器是什麼

心臟節律器（cardiac pacemaker）就是人工小電池及迴路以替代心臟的起搏點，能使心臟維持有節律地跳動。心臟節律器會發送一定頻率的刺激脈衝微電流，利用電極電線傳輸到心房或心室肌肉刺激心臟收縮。當心律正常時，節律器會保持待機狀態，一旦心跳變慢時，節律器便會啟動。

一般節律器分成單電線單腔或雙電線雙腔節律器，根據功能又可分成有無心跳加速功能，及能不能通過核磁共振檢查兩種類型（如：Medtronic Advisa、Adapta、Ensura 等機型）。

**圖1** 心導管燒灼術

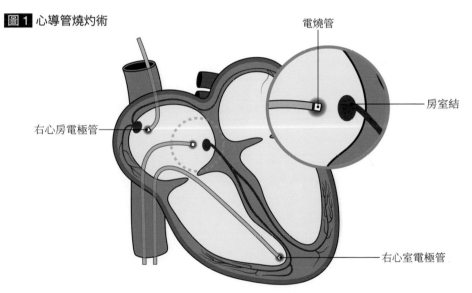

電燒管

房室結

右心房電極管

右心室電極管

在進行心導管燒灼手術時，醫師會透過觀看監測儀器，先從病人的脖子、兩側大腿共三處穿刺，然後置放數根電極導管在心臟不同處做電刺激，利用燒灼方式破壞不正常放電組織及傳導電路，來治療心律不整。

**圖2** 置放心臟節律器

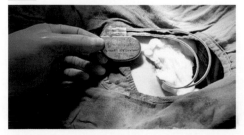

在局部麻醉下在胸前動個表皮小手術，利用穿刺及導管方式把電線置入固定於心臟腔室內，在將節律器電線連接節律器電池置於胸前皮下然後縫合，病人之後便可以正常活動。

## ❹手術治療──置放心臟去顫器

心室頻脈、心室心搏過速及心室纖維顫動是屬於致命性的心律不整,這種疾病發作時常常會造成猝死,所以一旦診斷發現這種心律不整,便會置放去顫器來預防致命性的心律不整發生。心臟去顫器會在症狀發生時啟動,自發性電擊去顫整流終止心室心律不整,其置放方式跟心臟節律器相似。(圖3)

**圖3** 置放心臟內去顫器(ICD:Implantable cardioverter-defibrillator)

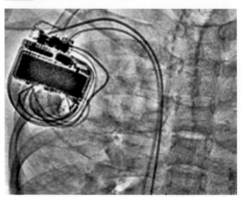 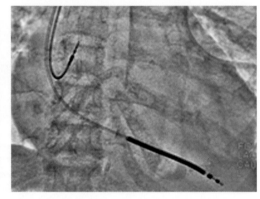

若有致命性的心律不整,經由醫師評估後通常會以置放心臟去顫器處理,心室電線會有一層包覆金屬電極,利用有別於心臟節律器的特殊電池放電達到心臟去顫功效,當病人發生致命性心律不整時,機器會自動電擊去顫。

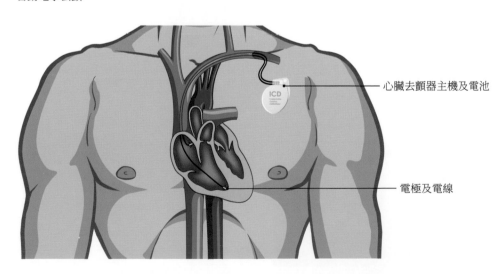

心臟去顫器主機及電池

電極及電線

## 心臟節律器有使用期限嗎？

心臟節律器的使用期限，取決於患者使用的時間、電阻、電量等因素來決定，一般來說，平均可使用 8 ～ 15 年左右。心臟節律器約每半年需要檢查一次，除了測定各項參數及剩餘電量外，也可以當作心律不整紀錄監測器，可以簡單紀錄心律異常事件，作為心臟科醫師判斷的參考依據。

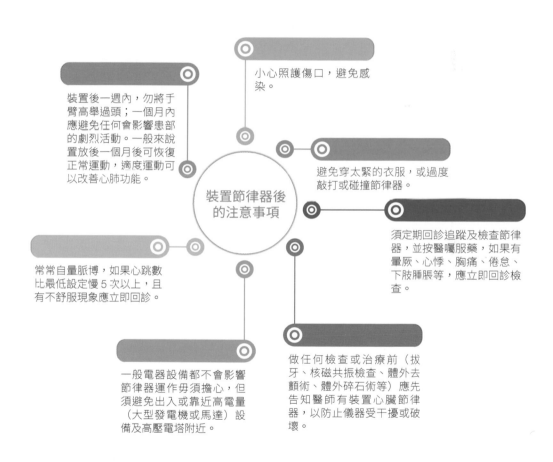

小心照護傷口，避免感染。

裝置後一週內，勿將于臂高舉過頭；一個月內應避免任何會影響患部的劇烈活動。一般來說置放後一個月後可恢復正常運動，適度運動可以改善心肺功能。

**裝置節律器後的注意事項**

避免穿太緊的衣服，或過度敲打或碰撞節律器。

須定期回診追蹤及檢查節律器，並按醫囑服藥，如果有暈厥、心悸、胸痛、倦怠、下肢腫脹等，應立即回診檢查。

常常自量脈博，如果心跳數比最低設定慢 5 次以上，且有不舒服現象應立即回診。

一般電器設備都不會影響節律器運作毋須擔心，但須避免出入或靠近高電量（大型發電機或馬達）設備及高壓電塔附近。

做任何檢查或治療前（拔牙、核磁共振檢查、體外去顫術、體外碎石術等）應先告知醫師有裝置心臟節律器，以防止儀器受干擾或破壞。

# 高血壓治療用藥有哪些，有手術可以治療嗎？

高血壓是危害人類健康重要的殺手之一，也是盛行率相當高的疾病，卻因為沒有明顯症狀，所以常常被忽略。甚至有許多患者即使得知有高血壓，仍然不做任何控制血壓的手段，任由其造成人體器官的傷害。

其實高血壓不但容易診斷（**只要經常自我測量血壓即可**），同時也是一個治療成效明確、極易控制的疾病。然而，根據國民健康署調查，台灣目前高血壓控制率大約只有 25% ～ 30% 左右。

## 藥物治療效果好且副作用少

高血壓可從改善生活型態做起，患者應維持 3 低 1 高的飲食原則，並搭配適度運動、減重、戒菸、少飲酒、控制情緒等。除了從生活型態改變外，最有效的方式還是藉由藥物控制（**見 P.71**），或接受腎交感神經阻斷術治療。

現今的降壓藥非常有效且副作用低，通常服用一種降血壓藥物，就可降低收縮壓至少 10mmHg 以上。同時可減少 40% 中風機率，及 30% 因缺血性心臟病而死亡的機率。

## 高血壓治療新紀元：腎交感神經阻斷術治療

針對藥物無法有效控制的高血壓，近年來有一項熱門的新技術——腎交感神經阻斷術（RDN：Renal denervation），又稱「腎動脈交感神經電燒術」。

這樣的治療是利用特製的導管進入腎動脈，將兩側腎動脈壁交感神經末梢做局部電燒，讓交感神經活性下降，以達到降低血壓效果。

患者平均在術後 2 週內即可降低 20mmHg 的血壓，這是屬於微創手術，僅需透過局部麻醉及導管置入即可進行，術後恢復快且併發症少，是服用降壓藥之外的另一項選擇。（圖 1）

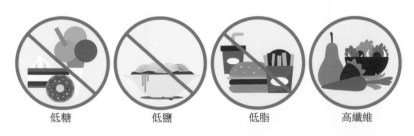

低糖　　　　低鹽　　　　低脂　　　　高纖維

**圖1** RDN 治療

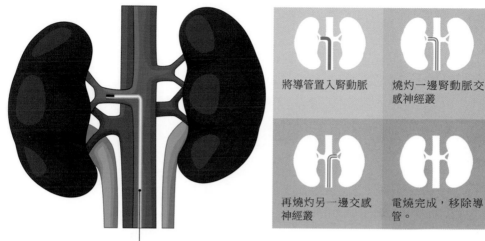

將導管置入腎動脈

燒灼一邊腎動脈交感神經叢

再燒灼另一邊交感神經叢

電燒完成，移除導管。

電燒導管在腎動脈交感神經叢燒灼，使得神經活化下降，達到降低血壓的效果。

**圖2** 交感神經過度活化與高血壓有關

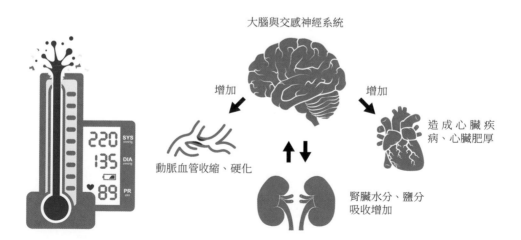

大腦與交感神經系統

增加

增加

造成心臟疾病、心臟肥厚

動脈血管收縮、硬化

腎臟水分、鹽分吸收增加

血壓必須靠自律神經來調節，當大腦與交感神經系統交互活化後，就會造成周邊血管收縮、動脈硬化、腎臟水分與鹽分吸收增加、心臟肥厚等現象，進而造成血壓增高，甚至導致心臟衰竭。

服用降血壓藥物，必須注意以下 5 件事：

❶為避免藥物交互作用發生，若有服用其他藥物或有其他疾病，請告知醫師。

❷服藥時請以白開水吞服，勿用其他飲品和藥物一起吞服。

❸忘記服藥時若馬上想起來，可馬上補服；但若接近下次服藥時間，則不要補服，只要等到下次服藥時間再服用即可。

❹勿自行服用雙倍劑量或增加服藥次數，可能會導致藥物過量血壓過低。

❺高血壓為慢性疾病需要長期治療控制，一定要遵醫囑服藥。不可自行停藥、更改藥量或擅自購買藥物服用。

## 診療 Q&A

### Q 治療血壓的藥會傷腎？

Ⓐ 有很多患者常有「吃藥會傷腎」的迷思，往往不按醫囑吃藥或擅自停藥，造成血壓、血糖失控，結果不但造成腎臟功能惡化，無法有效的排除身體廢物，也對心臟、腦部等其他器官造成傷害，得不償失。

其實，一般腎功能正常的患者，不必擔心藥物會對腎造成傷害，除非是有長期服用其他藥物，或本來腎臟功能就不好的患者，則應在診視時告訴醫師，讓醫師能夠針對各人的身體狀況及用藥習慣開立適當的劑量。

### Q 自從開始服藥之後性功能變差，是不是藥物的關係？

Ⓐ 有些治療藥物（如乙型阻斷劑）確實是有降低性功能的副作用，但這種副作用都比不上情緒影響（沮喪、緊張），或不良生活習慣（抽菸、喝酒等）來得嚴重。如果您認為目前服用的藥物會造成性功能障礙，請與主治醫師討論調整用藥，切勿自行停藥、減藥，因為控制心血管疾病才是最重要的事情。

臨床常見的高血壓用藥及作用

| 種類 | 藥品名稱 | 作用 | 常見副作用 |
|---|---|---|---|
| 血管收縮素轉化酵素抑制劑 Angiotensin converting enzyme inhibitor, ACEI | Captopril | 利用阻斷血管收縮素活化，進而抑制血管收縮而達到降血壓效果。 | 乾咳、味覺改變、腹瀉、高血鉀 |
| | Enalapril | | |
| | Ramipril | | |
| | Zestril | | |
| | Acertil | | |
| 血管收縮素接受器阻斷劑 Angiotensin receptor blocker, ARB | Valsartan（Diovan）得安穩 | 利用阻斷血管收縮素受器讓其無法作用，而抑制血管收縮。 | 頭暈 |
| | Candesartan（Blopress）博脈舒 | | |
| | Olmesartan（Olmetec）雅脈 | | |
| | Irbesartan（Aprovel）安普諾維 | | |
| | Azilsartan（Edarbi）易達平 | | |
| | Losartan（Cozaar）可悅您 | | |
| | Telmisartan（Micardis）必康平 | | |
| 鈣離子拮抗劑 Calcium channel blocker , CCB | Amlodipine（Norvasc）脈優 | 藉由抑制血管平滑肌的鈣離子通道阻斷，而抑制血管收縮。 | 便祕、頭暈、頭痛、水腫、心悸 |
| | Lercanidipine（Zanidip）利壓 | | |
| | Nifedipine（AdalatOROS）冠達悅歐樂 | | |
| | Felodipine（Plendil）普心寧 | | |
| 利尿劑 Diuretics | Indapamide（Natrilix）納催離 | 促進尿液排泄、脫水降低血容積而達到降低血壓的效果。 | 低血鉀、電解質改變 |
| | Trichlormethiazide（Flutran）服爾伊得安 | | |
| 乙型阻斷劑 Beta-blocker, BB | Bisoprolol（Concor）康肯 | 藉由阻斷交感神經系統中乙型受器，抑制心臟收縮降低心跳而讓血壓下降。 | 氣喘、手腳冰冷、勃起問題、失眠 |
| | Carvedilol（Dilatrend）達利全 | | |
| | Labetalol（Trandate）拉貝他樂 | | |
| | Atenolol（Tenormin）天諾敏 | | |
| 甲型阻斷劑 Alpha-blocker, AB | Doxazosin（Doxaben XL）可迅 | 藉由阻斷交感神經系統中甲型受器，抑制周邊小動脈收縮達到降血壓目的。 | 暈眩、姿態性低血壓、心跳加快 |
| | Terazosin（Hytrin）定脈平 | | |
| 血管擴張劑 vasodilator | Hydralazine（Apresoline）亥抓拉任 | 利用產生一氧化氮及血管擴張物質或直接讓動脈靜脈血管擴張讓血壓下降。 | 頭痛、噁心、心悸 |
| | Nitrate 硝酸甘油製劑 | | |
| 複方藥劑 Combination | Amtrel 諾壓 | 通常含有兩種以上不同機轉成分的降血壓藥物，以達到更有效降血壓的效果。 | 水腫、頭痛、暈眩 |
| | Exforge 易安穩 | | |
| | Co-Diovan 可得安穩 | | |
| | Sevikar 舒脈康 | | |

# 心臟血管疾病的常用藥有哪些？

治療心臟疾病，有數百種不同的病藥物可做選擇，包括緩和各種不適症狀、控制病情惡化及預防疾病復發等效用。（圖1）這些藥物各有不同的治療功能，同時也有可能依據個人體質出現副作用，一旦服藥後出現起疹、搔癢等過敏症狀時，就應立即停止服用，馬上接受醫師診察。

部分藥物有一些特別的服用禁忌，在服用之前必須再三確認藥物仿單上的說明。在接受診視時，也必須將自己的身體狀況如實告訴醫師，例如懷孕或哺乳、慢性病、個人病史，或同時服用其他藥物等狀況。

多數心血管用藥必須規律及長期服用，如果好好遵照醫囑使用，可以達到凍結病情、保留殘存的心臟功能。反之如果經常間斷服藥，總是吃吃停停、道聽塗說自行調整使用，只會加速病情惡化，更快進入心臟衰竭階段。

### 服用抗凝血劑，飲食應該注意什麼？

口服抗凝血藥品可分為傳統和新型兩大類，會跟食物產生交互作用的是傳統的抗凝血藥品（Warfarin）。傳統的口服抗凝血劑效果不容易預期，且有較多的副作用及出血風險，也有較多的服藥禁忌。（圖2）因此漸漸被新型口服抗凝血劑（NOAC）所取代（Rivaroxaban, Xarelto 拜瑞妥），新型藥物的效果較好且出血風險較低，拜瑞妥也有進一步治療及預防肺栓塞的效果。這類抗凝血劑必須經由醫師根據評估後才能使用，通常血栓治療可能需要持續服用三至六個月，甚至有可能更長。

**圖1** 常用的心臟血管疾病藥物主要分類：

| 分類 | 常見藥物 | 作用與說明 |
|------|---------|-----------|
| 預防血栓 | **抗血小板藥：**<br>Aspirin、Plavix、Brilinta、Pletaal、Licodin | 適用在冠心症、冠狀動脈支架置放、心肌梗塞、缺血性心臟病、周邊血管疾病和抗凝血劑，兩者機轉不同效果及用途也不盡相同。預防血栓的藥物一定要規律服用，如果間斷吃對身體的保護效果就無法持續。 |
| | **抗凝血劑：**<br>Warfarin、Xarelto、Lixiana、Pradaxa、Eliquis | 治療血栓性疾病及預防心律不整引發中風，和抗血小板藥物常見的共同的副作用是出血。 |

| 分類 | 常見藥物 | 作用與說明 |
|---|---|---|
| 控制三高、糖尿病 | 控制血壓（見 P.71）<br>控制血脂藥物：<br>Crestor、Lipitor、Livalo、Mevalotin、Vytorin、Linicor<br>控制血糖：<br>Metformin、Forxiga、Jardiance、Januvia、Galvus、Onglyza、Amaryl、Actos、Glucobay、胰島素（Novomix、Levemir） | 如果長期處在高血壓、膽固醇、糖尿病（三高）的狀態下，對身體的各主要器官都會產生很多不可逆的傷害，包括：心絞痛（狹心症、冠心症）、心臟衰竭、心肌梗塞、腦中風、失智症、腎衰竭等。<br>其中三高就是非常重要而且可以藉由藥物控制好血壓、血脂及血糖來降低未來數年內發生心肌梗塞、腦中風或腎衰竭等等可怕問題的機率，所以三高藥物需長期服用來控制。 |
| 抗心律不整 | 鈉離子阻斷劑：<br>Rytmornorm 心利正、Mexitil 脈序律<br>乙型阻斷劑：<br>Inderal 恩特來、Concor 康肯、Dilatrend 達利全<br>鉀離子阻斷劑：<br>Cordarone 臟得樂、Maltaq 脈泰克<br>鈣離子阻斷劑：<br>Herbesser 合必爽、Isoptin SR<br>其他藥物：<br>Adenosine 緩心樂注射液、Digoxin 毛地黃 | 抗心律不整藥物給予是根據心律不整種類及機轉由心臟科醫師來處方，抗心律不整藥物使用需特別小心因為這類藥物最常見的副作用就是導致心律不整，可見抗心律不整的治療藥物作用相當複雜。<br>抗心律不整藥物使用有可能是暫時的也有可能需長期吃，吃多久端看疾病持續性及嚴重度來評估，這種藥物作用多樣化，務必遵照醫師指示服用。 |

心衰竭藥物治療主要有兩個目的：
一是改善心衰竭的症狀、二是延長病人壽命及降低患者反覆住院機率。

| 分類 | 常見藥物 | 作用與說明 |
|---|---|---|
| 治療心衰竭 | Diuretics 利尿劑、Nitrate 硝酸鹽制劑、Digoxin 毛地黃、Dobutamine 多保他命 | 常見臨床使用在改善症狀 |
| | ACEI ARB、MRA、Beta-blocker | 常見臨床使用在延長病人壽命及降低患者反覆住院機率 |
| | Angiotensin Receptor Blocker Neprilysin Inhibitor, ARNI<br>LCZ696、Entresto 健安心 | 近年來兼具延長壽命及改善生活品質的新型酵素阻斷劑（Angiotensin Receptor Blocker Neprilysin Inhibitor，ARNI）問世，使得心衰竭治療看見希望，造福更多心衰竭患者，除了活得更長外也可以活得更好。 |
| 升壓劑、強心劑及急救藥 | Dopamine、Levophed、Bosmin、Dobutamine、Isoproterenol、Lidocaine、Amiodarone | 通常這類藥物屬於維持生命及急救用藥，心臟血管急重症常用，一般用於醫院急重症或住院病人上，多為打針注射針劑，較不常由民眾自行使用。 |

**圖2** 容易與 Warfarin 產生交互作用的食物、藥品

| 水果類 | 蔓越莓及其製品、葡萄柚、柚子 | ✕ | **不建議吃。**會降低抗凝血作用增加出血風險。 |
|---|---|---|---|
| 內臟 | 所有內臟類、豬血、鴨血 | | |
| 茶葉 | 抹茶、客家擂茶 | ✕ | **不建議吃。**茶水中不會有維生素K，但要避免直接吃到茶葉或以茶入菜的食物。 |
| 保健食品／中藥草 | 銀杏、當歸、丹參、人蔘、木耳、生薑、大蒜、蜂王乳、木瓜蛋白酶、菇類食物、諾麗果汁、苜宿芽、Co-Q10 | ✕ | **不建議吃。**服用任何保健食品之前，務必和主治醫師討論，並密切注意有無出血狀況。 |
| 蔬菜類 | 菠菜、甘藍菜及綠色花椰菜、九層塔、洋蔥、青蔥、芥菜、硬花甘藍、芹菜、萵苣、碗豆、扁豆等深綠色葉菜 | △ | **適量攝取。**Warfarin 是維生素 K 的結抗劑，因此若大量攝取富含維生素 K 的食物，會降低 Warfarin 的藥效。但維生素 K 是肝臟合成凝血因子不可或缺的成分，也是參與骨鈣蛋白質生成的重要元素。若攝取不足可能導致凝血時間延長，容易骨折等問題，故建議服用抗凝血劑的病人，維生素 K 的攝取量應同國人膳食營養素每日參考攝取量（DRIs）一樣，成年人男女性各為 120 及 90 微克。 |
| 藥品類 | 止痛退燒藥普那疼（百服寧、Acetaminophen、Panadol、Tylenol）、抗心律不整藥物 Amiodarone、降血脂藥物（Crestor、Lipitor、Lescol、Lipanthyl、Lopid）、降尿酸藥（Benzon、Allopurinol）、紅黴素 | ! | 當上述藥物與 Coumadin 同時使用時，請務必小心抽血監測凝血酶原時間，適時調整劑量，並密切注意有無出血狀況。 |
| 黃豆、大豆製品 | 豆皮、毛豆、豆腐乳、豆漿、臭豆腐、干絲、百頁、素雞等 | △ | **適量攝取。**這類食品也是屬於高維生素 K 的食物，尤其對茹素者而言更容易攝取過量，所以也要告知醫師或藥師。 |

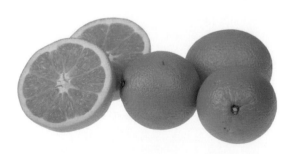

# 同時服用中西藥該注意什麼，可以吃葡萄柚、柑橘類嗎？

很多人總以為中藥是溫和的，但其實中藥的成分也具有化學物質，除了有藥效外亦具毒性，而且中藥的化學成分及藥理作用十分複雜，當同時服用中西藥時，務必小心謹慎。（圖1）

## 最好間隔 1.5 小時以上

若要服用中西藥，最好間隔 1.5 ～ 2 小時，讓多數藥物排空再服用。一些特殊藥物（如 warfarin）就算隔 2 ～ 3 小時後才服用當歸、丹參等中藥，仍要隨時注意是否有牙齦、皮下出血的狀況。

## 吃降壓藥患者別碰柑橘類

當患者服用部分降膽固醇藥物（如史他汀）時，要避免吃到柑橘類（葡萄柚、柚子、橘子等）食物，這類食物也會影響降壓藥的吸收及代謝，也容易引起副作用。尤其是葡萄柚，食用後對人體的影響可以達到 24 小時以上，且一個葡萄柚或 200c.c 的果汁就會引起強烈的不良反應，必須特別注意。但柳橙並不會像葡萄柚一樣對藥物產生反應，因此可以安心食用。

隨著臨床新藥不斷上市，許多潛藏的中西藥並用禁忌不一定能一一被發掘，因此患者在中西藥的使用上必須格外小心。建議慢性病患服用前，應先向醫師或藥師諮詢，謹慎服用。

**圖1** 中西藥並用禁忌

| 種類 | 禁止併用藥材 | 併用症狀 |
|---|---|---|
| 毛地黃類 | 珍珠、龜板、石膏、石決明、龍骨、海螵蛸、瓦楞子、防風通聖散、牛黃上清丸、白虎湯、豬苓湯、炙甘草湯、大定風珠 | 這類藥材有富含鈣質或增加鈣質吸收的特性，一旦碰到毛地黃類的藥物，便會增加血中的鈣濃度，易引起心律不整及房室傳導阻滯。 |
| | 麻黃、麻杏甘石湯、麻黃湯、葛根湯等 | 麻黃鹼會加強心肌收縮力，並使同性質的毛地黃類強心藥作用增強、毒性增加。 |
| 華法林（warfarin）／阿斯匹林（aspirin） | 銀杏、當歸、丹參、人蔘等 | 此類中藥有補血作用，與抗凝血的藥物作用相反，容易導致出血現象。尤其是等待手術的患者更不適宜服用，以免造成流血不止的狀況。 |
| 降壓藥 | 含麻黃的中藥 | 麻黃素會讓血管收縮，導致血壓提高，降低降壓藥的效果。 |

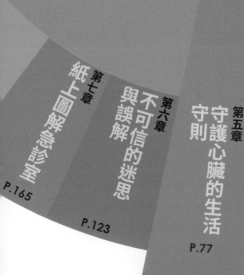

# 第五章
# 守護心臟的
# 生活守則

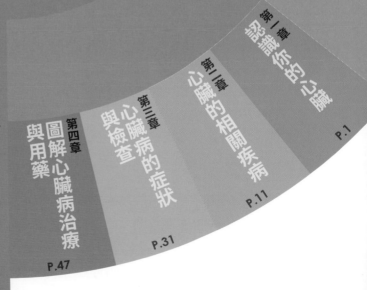

## Q1 如何避免心因性猝死？

2016 年 10 月，寶島歌王郭金發在演唱會表演途中突然倒地不起，最後因心肺衰竭驟然辭世，突如其來的憾事，不但令人對生命無常感到唏噓，也引發民眾對心血管健康的高度關注。只是，隨著新聞熱潮退去，大家很快的淡忘此事，似乎不覺得心血管疾病會找上自己。但其實，諸如此類的新聞不勝枚舉，而每一次的事件，都是用一條寶貴生命、一個幸福家庭去換來的教訓。也因此，每個人都更應該好好掌握自己的健康狀況，才能預防疾病的發生，以免造成遺憾！

「心因性猝死」是指由心臟疾病所造成突然、無法預期的死亡，多半是由心肌梗塞引發致命性心律不整所致。但可怕的是，許多心肌梗塞病患在事發之前並沒有心絞痛的症狀，而且阻塞的血管平時只有三、四成的狹窄（運動心電圖也測不出來），但病發時血管卻完全堵塞，造成措手不及的意外。為避免這類的遺憾一再上演，因此，平時的觀察以及罹病後的預防治療，就顯得非常重要。

### 遠離猝死，預防勝於治療

超過 20 歲的成人每 5 年要評估心血管的危險因子。（圖 1）有危險因子的人甚至要每兩年評估一次。冠心症的患者尤其要注意，由於冠心症是心因性猝死的主因，因此冠心症患者更因極力避免上述危險因子，並培養健康生活習慣，才是預防猝死的第一步。

若是已被診斷有冠狀動脈疾病，或是曾發生心肌梗塞、心絞痛的患者，建議完全戒除香菸、採取減鹽且高纖飲食、每天快步走三十分鐘、將體重控制及腰圍在標準值之間，並接受藥物治療（低劑量的阿斯匹靈、乙狀拮抗劑、抑制腎素——血管收縮素藥物及控制血壓、血糖和膽固醇的藥物等）。

### 注意病徵，降低猝死機率

若有容易喘氣、疲倦、全身倦怠、雙腳浮腫、間歇性胸痛、胸悶如重石壓胸感、陣發性心悸、半夜須端坐呼吸，甚至出現暫時性失去意識或頭暈者，很有可能就是有心臟方面的問題。建議民眾要確實掌握自己的健康狀況，如有上述症狀，應盡速到醫院進行檢查。

一旦發覺心肌梗塞，若能及早以經皮介入性治療或冠狀動脈繞道手術，將堵塞的血管恢復為順暢的血液循環，心因性猝死的機率將會大大降低。

## 善用 AED，避免憾事發生

若有身體不適，應盡速尋求專業的心臟科醫師診治及早診斷及治療。若遇到心肌梗塞或心臟疾病發作的病患時，切勿驚慌並冷靜處理，要把握黃金時間利用自動體外電擊去顫器（AED），並配合心肺復甦心臟按摩術（CPR）施予急救（**完整急救方法見第七章**），這樣才有機會把患者從鬼門關前救回來！

**圖1** 心因性猝死的危險因子：

| 不可改變的危險因子 | |
| --- | --- |
| 年齡 （男大於 45 歲、女大於 55 歲） | 性別：男性 |
| 家族史 （爸爸在 55 歲前有心血管疾病、媽媽在 65 歲前有心血管疾病） | |
| **可改變的危險因子** | |
| 高血壓 | 肥胖 （BMI 超過 27） |
| 糖尿病 | 腰圍 （男性 > 90cm、女性 > 80cm） |
| 高血脂 （高膽固醇血症） | 少運動 |
| 抽菸、飲酒 | 精神壓力大 |

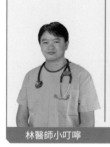

再次提醒預防動脈栓塞的「六大原則」：
❶飲食三少一多：少鹽、少油、少糖、多纖維
❷養成規律的運動習慣
❸維持理想的體重
❹戒菸（必要時可到戒菸門診尋求協助）
❺控制三高
❻配合適當的藥物控制（如抗血小板等藥物）

林醫師小叮嚀

守護心臟的生活守則

## Q2 做完手術後就可以停藥了嗎？

通常在手術治療後，仍須靠長期服用藥物來控制病況。最怕有些患者在接受心導管治療後，就認為情況穩定了而擅自減藥或停藥，這是非常危險的。

一般來說，在心導管術後病患仍須長期服用抗血小板劑來控制病況。目前的治療準則是心肌梗塞手術後的一年內，必須併用阿斯匹靈與保栓通或百無凝（Plavix、Brilinta）以維持血管暢通。一年後經由醫師評估，如果情況控制得不錯，病患可停用需自費的保栓通，改服用阿斯匹靈。少數患者服用阿斯匹靈會有出血、胃潰瘍的情況，則必須以保栓通替代長期服用。

### 抗凝血劑能防止血栓再形成

心臟支架對於人體來說算是異物，因此體內再次形成血栓的機率就提高了，而保栓通與阿斯匹靈的作用，就是在於抑制血小板凝集，避免血栓形成、阻塞血管，並促進血液循環。這種藥物通常用於降低中風、心肌梗塞、周邊動脈血管疾病的粥狀動脈硬化，或用在心臟導管輔助的治療上。

### 擅自停藥恐提高猝死率

通常心肌梗塞患者在接受手術治療後的一年內，復發機率很高，而且再發生的情況往往比第一次來得更嚴重，猝死機率也更高。特別是接受了心臟支架治療的患者，更需要靠著服用藥物，來抑制體內產生血栓的機會，因此確實服用藥物就是保命原則之一，在未經醫師許可之前，切勿擅自減藥或停藥。

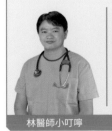

有些患者在服藥期間，出現了大腿、小腿容易瘀青的情況。這樣的現象可能與服用抗血栓劑有關，雖然輕微的瘀青並不會有太大的影響，但若是情況嚴重，建議和你的醫師進一步討論，看看是否有減少藥物劑量的需要。

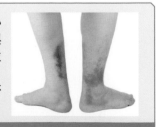

林醫師小叮嚀

## Q3 照腸胃鏡需要停藥嗎？

常有患者在照腸胃鏡（**內視鏡檢查**）之前，會到門診詢問停止服用抗凝血藥物的問題。一般來說，如果患者剛作完心導管，建議在服藥三個月後再停藥進行檢查會比較安全。但如果是比較緊急的狀況，非做不可時，就要先評估出血的風險。

常見的腸胃道檢查，我們可依據出血狀況分類為兩種：

❶**低風險：**診斷性胃食道十二指腸鏡，大腸直腸鏡，逆行性膽血管攝影（ERCP），放置膽管或胰臟支架，內視鏡超音波但未進行細針抽吸，小腸鏡。

❷**高風險：**息肉切除，膽括約肌切除，經皮內視鏡胃造口，內視鏡導引細針抽吸，雷射切除與止血，治療靜脈曲張。

如果是進行低風險的檢查，不需要停藥即可進行。若是進行高風險的檢查，或是需要做切片、息肉切除時，至少需要停藥一週以上（**圖1**）。

情況緊急又不能停藥時

對於三個月內有接受心導管治療的病患，且緊急需要進行腸胃鏡檢查的狀況時。在無法停藥的情況下，而術中發生出血情況，或許可採取補充血小板，輸入新鮮血漿，或是輸入解毒劑的方式，降低因出血產生的風險。

**圖1** 停藥天數有所不同

| 阿斯匹靈（Aspirin） | 一週以上 |
| --- | --- |
| 保栓通（PLAVIX） | 5〜7 天 |
| 華法林（Warfarin） | 至少 5 天 |

常見的抗血栓藥物依照內容成分的不同，需要停藥的時間也不同，但還是建議患者與專科醫師討論後，再決定是否停藥及停藥天數，較為妥當。

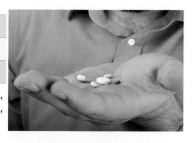

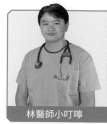
曾經有服用抗血栓藥物的患者，在手術前未告知醫師，結果導致開刀時，發生出血不止的狀況，最後緊急輸入新鮮血漿、血小板，才止住出血的案例。長期服用抗血栓藥物的患者，應熟知這種藥物的作用與風險，因此在手術、拔牙前，務必告知醫生自己的用藥狀況，以免發生不幸。

林醫師小叮嚀

## Q4 患心臟病後的第一個月最危險？

在冠狀動脈阻塞的病人當中，約有 10% 的病患需要進行心臟血管支架手術。而不管藉由藥物控制、經皮介入性治療（**氣球擴張術、心臟支架置放**），或繞道手術治療，其實都有再度狹窄、阻塞的風險。曾有研究指出，心臟病發後的第一個月，是猝死或心搏停止的最高風險的時期，所以在這一個月內應該更加注意身體狀況，並且養成良好的生活習慣，以幫助控制病情。

### 預防復發的第一步──遵從醫囑

台灣急性冠心症登錄研究發現，患者在術後沒有好好吃藥達 9 個月後，其死亡率比按時服藥的患者高出將近 8 倍。研究更進一步指出，患者在術後的 12 個月，服藥比例從原本的 88% 下降至 25%。心臟病藥物是要長期服用的，但台灣的患者自行停藥的比例卻高得嚇人，擅自停藥的行為不但增加復發風險，也讓醫病關係的信任感降低了。

### 預防復發的第二步──健康生活

術後的病人若復原順利的話，約有八成的心肌梗塞病人可在一個月後重返職場，多數可從事原來的工作，但仍需視病人心肌傷害程度和工作繁重度決定。在運動部分，心肌梗塞或心臟衰竭的患者，最快在手術後一週的時間後才可以漸漸從事一些輕微的運動，若要恢復到正常活動量，預估至少需要一個月的時間。

## 患者在術後服藥比例

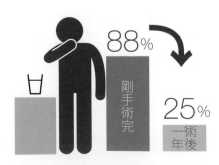

88%
剛手術完

25%
一術年後

### 心臟病患日常注意事項

❶ 按時服藥
❷ 保持情緒平穩
❸ 適度運動與休息，一個月內最安全的運動是走路或散步。如醫師允許可以作有規律逐漸地增加活動。
❹ 適當的飲食：少鹽、少油、少糖、多纖維。
❺ 避免飲用激性食物：香菸、酒、咖啡、濃茶、高麗蔘
❻ 預防感冒
❼ 避免排便時用力，必要時用輕瀉劑。

## Q5 做完心導管手術或治療後，有什麼要注意的？

心導管治療的傷口小、恢復快，因此和傳統的繞道手術相比，多數人更願意選擇前者，但患者在術後，仍有幾個要注意的事項。

### 傷口護理

心導管是從手腕或腹股溝處插入血管，並直達冠狀動脈。傷口雖小，但也需要細心養護。

### 傷口在手腕處

出院後兩天內，於洗澡時保持傷口乾燥及清潔，一天後可撕除紗布，不需再塗抹任何藥物。如有紅、腫、熱、痛或出血情形，請立即返院檢查。一週內避免手腕出力及提重物，以免傷口出血，若手部膚色變白或變冰冷，要馬上回診。

### 傷口在腹股溝處

大致上與傷口在手腕處照料方式一樣。須注意，二週內避免頻繁彎曲大腿或膝關節（爬樓梯、騎腳踏車、跳躍、提重物等），以免傷口出血及皮下血腫。

### 服藥及飲食注意

❶避免使用銀杏、紅麴等健康食品。

❷服用抗血栓劑至少一年，此期間避免接受侵入性的檢查或治療，如果需停藥必須接受心臟科醫師評估。

❸若同時服用消化性潰瘍、胃食道逆流藥物，需間隔至少 4 小時以上。

❹三餐均衡，勿暴飲暴食。

❺避免高膽固醇食物，可考慮以魚、豆類做為蛋白質來源。

❻避免高油飲食、高鹽飲食

❼限制甜食攝取，避免血脂肪增加。

❽吃高纖食物預防便祕

❾勿飲酒、抽菸

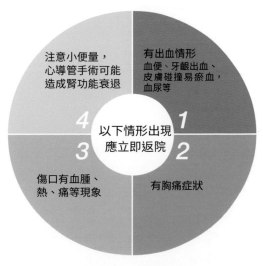

注意小便量，心導管手術可能造成腎功能衰退

有出血情形
血便、牙齦出血、皮膚碰撞易瘀血，血尿等

4
3
以下情形出現
應立即返院
1
2

傷口有血腫、熱、痛等現象

有胸痛症狀

## Q6 裝了支架後有異物感或疼痛是正常的嗎？

許多患者在裝了支架之後，或多或少都會有一些類似的疑問，在臨床上常見的有以下五個疑問：

### Q1 一直有異物感或疼痛是正常的嗎？

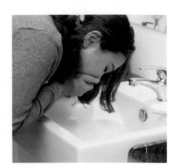

有些患者體質敏感或因對支架的效果及安全性存疑，在術後會導致情緒焦慮，甚至會感到支架發出滑動的聲音，那些其實都是心理作用，一般而言，患者應該是感受不到支架的。此外，患者若有腹脹、腰痛、噁心、嘔吐、無力、疲倦及失眠等症狀也屬正常，這些症狀通常在1至3天就會消失，若無改善再返院就診。

### Q2 術後出現劇烈疼痛，是支架的問題嗎？

患者若在術後出現下顎、胸部、背部有和病發前相似的疼痛，甚至更痛時。這樣的狀況，不排除是因為急性或亞急性的血栓所引起，很有可能再次造成心肌梗塞的問題。因此患者在術後若有上述情況出現，應盡速告知醫師。

### Q3 支架手術後可以進行其他手術嗎？

在進行支架手術後或接受藥物治療的三個月內，不建議接受其他手術。因為在進行手術之前，必須停止服用抗凝血劑、抗血小板等藥物。但停用這些藥物卻可能會誘發支架內出現血栓，嚴重時甚至會威脅病人生命。因此患者如果確實有必要進行外科手術時，術前必須諮詢主治醫師。

### Q4 術後冠心病的症狀會復發嗎？

支架術後可能會出現心絞痛，甚至心肌梗塞的復發。其實，安裝支架後只是打通原本阻塞的血管，並不是一勞永逸的治療。患者在術後還是應該認真維持健康生活，且遵從醫囑，才能降低發生新的病變或形成血栓的可能。

### Q5 支架會不會斷裂、滑脫、易位？

除非有外力破壞，否則支架不太會有斷裂、滑脫或易位的情況出現。有的患者植入支架後，就連平時穿衣服時都小心翼翼，但只要植入支架時操作順利進行，支架貼壁的狀況良好，患者在手術的恢復期後，其實都可以安心從事一般活動。

# Q7 術後運動怎樣不傷心，何時該停止運動？

有些心臟病患在術後體力不如從前，卻仍堅持恢復過往的運動量，結果不但沒有幫助身體復原，反而增加心臟負擔；而有些患者則是在術後迫不及待想要開始運動，卻在經過測試後出現明顯的心律不整，或有喘不過氣的現象出現。

建議患者在運動前，先讓主治醫師評估目前的心肺能力，選擇適合自己的運動，才能減少身體的負荷，並達到最佳運動效果。運動途中如果有胸痛或頭暈狀況，就得立刻停下來。

## 哪些運動才適合

術後的運動建議先從步行再到快走，採漸進式的方式進行。（圖1）約三個月後，當醫生認為狀況穩定了，才可開始準備運動更激烈的運動，可選擇有氧運動以增加心肺功能，並且搭配拉筋或重量訓練，增加肌肉強度，讓身體出力時減少心臟負擔。先從簡單不累、能動到大肌肉群的有氧運動開始，以「可以講話、但不能唱歌」的喘度為原則。

### 圖1 術後的運動原則

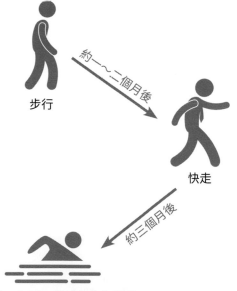

步行

約一～二個月後

快走

約三個月後

跑步、舞蹈、游泳等有氧運動

### 運動注意事項

❶ **循序漸進**：從快走慢慢增加強度。每次至少持續 30 分鐘，每週要運動 5 次以上。

❷ **快走、慢停**：快走運動半小時後，要先慢走約 10 分鐘，讓身體逐漸冷卻。

❸ **熱身久一點**：運動前後一定要暖身運動。並記錄每次運動前後的心跳、血壓、血糖、呼吸次數。

❹ **注意環境**：在溫度、濕度過高的天氣或地區（溫泉區、冬天清晨、夏天中午）不宜運動。

❺ **不適要就醫**：如運動時出現不適，且持續 10 至 15 分鐘未改善，就要緊急就醫。

❻ **攜帶藥品**：冠狀動脈心臟病患者，運動時記得攜帶 NTG（硝酸甘油舌下含片）。

## Q8 術後保養的飲食原則？該不該大補？

剛做完心臟手術或心導管治療的病人，這時候的身體非常虛弱，切勿盲目大量進補，並且要注意術後的飲食方式。患者在手術後的 24 小時內，如果沒有出現腹脹、腸蠕動的現象，可以選擇進食少許的流質食物（**牛奶、豆漿、果汁等**），再逐步過渡到普通飲食。若經醫師許可後，可選擇富含維生素 C 以及高蛋白的食物，幫助傷口的癒合。

**術後的飲食調養，注意以下 4 大要點：**

### ❶ 控制水分攝取

由於手術後心臟功能較弱，因此患者一天只能攝取約 1,000 ～ 1,500ml 的水分，有些患者甚至需要減少到 1000ml 以下。過量的水分會積在身體裡，水分排不出去，就會造成手、腳水腫，導致心臟必須增加工作量。

### ❷ 少鹽、少油

鹽分的攝取一天勿超過 6 公克，過量的鹽分會增加對血管壁的側壓力，導致血壓升高、身體浮腫、心臟工作量增加。市面上有許多鹽的代替品含有鉀，也會造成對腎臟的負擔，因此選擇取代食品時應特別注意。而過多的油，會讓血液中油脂含量升高，造成高血脂，容易再次形成血液斑塊。

### ❸ 注意維生素 K 攝取

過多的維生素 K 會減少抗凝血藥物的藥效，尤其是華法林（Warfarin）。但也不需因此而完全不吃，造成營養不均。建議服用抗凝血劑的病人，每天維生素 K 的攝取量成年人男女性各為 120 及 90 微克。

### ❹ 勿吃偏方

有些患者吃了謠傳偏方草藥，或是成分不明的成藥後，不但沒有幫助病情好轉，反而造成身體負擔。基本上，當患者要服用或購買任何非處方簽上的藥物之前，最好先和醫師討論過再行動比較好。

| 富含維生素 K 的食物有：菠菜、甘藍菜、花椰菜、萵苣、蘆筍、包心菜、高麗菜、芥藍菜、豆類、蛋黃、肝臟、綠茶等食物。

## Q9 感冒會加重心臟病症狀？可以吃感冒藥嗎？

天氣忽冷忽熱時也是流行性感冒好發的季節，曾有心臟病患者，為了吃感冒藥而自行停藥，結果反而導致心臟病發作。一般來說，患者即使有吃感冒藥的需求，心臟病的藥物也不應停止。當有非吃不可的需要時，請注意以下事項：

### (一) 注意感冒藥中的成分

**●偽麻黃素（pseudoephedrine）**

這是一種幫助血管收縮、支氣管擴張的藥物，用於紓解鼻塞症狀，許多感冒藥都含有這種成分。這類藥物常引起失眠、心悸、血壓上升、排尿困難等情況，對於心臟病患者來說，容易造成反覆感冒，影響心肺功能。

**●非類固醇消炎止痛藥（NSAIDs：Nonsteroidal Anti-Inflammatory Drugs）**

此成分常用於緩解疼痛或消炎功能，同時也具有促進血管收縮、血壓上升的作用。一般來說，心臟病某些用藥裡也含有這項成分（如阿斯匹靈），因此患者在服用這類感冒藥時，務必和主治醫師確認劑量的問題。

**●抗組織胺（Antihistamine）**

常用於治療或減輕感冒和過敏症狀，如打噴嚏、鼻塞、眼睛癢。但可能引起嗜睡、排尿困難、口乾、便祕、視力模糊的副作用，當它與葡萄柚汁或紅黴素一起使用時，更有引起心律不整，造成死亡的風險。

### (二) 不要隨意服用抗生素

絕大部分的感冒是病毒感染，因此服用抗生素不但效果不彰，還有可能造成細菌耐藥或引起藥物不良反應。現在較新的觀念都認為，抗生素濫用所造成的傷害，遠大於它所能帶來的好處。只有在高度心內膜炎風險的病患，在進行牙齦、牙尖、或口腔黏膜穿孔等治療前，才會建議給予適當的分量服用。

### (三) 服用藥物的時間應錯開

一般來說，心臟病患服用感冒藥時，最好和心臟病藥物至少錯開一小時以上，減少藥物交互作用的風險。

## Q10 裝了心臟節律器要注意什麼事項？

裝上心臟節律器後，不需要特別擔心生活會受到嚴重的影響，現在的心臟節律器、調節器外型較過去輕巧，且醫學技術相當成熟，危險性已大幅降低。所以裝上節律器後，只要依循醫師指示進行後續保養，大都可以維持原有的生活品質。

### ❶密切注意傷口且保持乾燥

術後要密切觀察體溫、心跳、血壓及傷口狀況，並裝上心電圖監視器。若傷口或周圍有紅腫、流膿、心跳過快或過慢、頭暈、合併發燒等症狀，要立刻告訴醫師。傷口未癒合前，請盡量穿著寬鬆的衣服，避免碰撞並盡量保持乾燥。（圖1）

### ❷一個月內避免提重物、激烈運動

植入節律器的一個月內，避免直接拍打、重物壓迫心臟節律器置入的部位，並避免該側提拿超過5公斤的重物及劇烈運動。可做一些伸展動作，避免肩關節僵硬或韌帶沾黏的問題，不要因為過度保護而不敢活動。

### ❸隨身攜帶人工節律器識別證

心臟節律器公司會在術後的3個月內寄發一張永久識別證給病人，此證務必隨身攜帶。裝上心臟節律器後，當你在機場要登機前，通過的金屬偵測器會有反應，此時你必須出示識別證給安全人員，即可准許登機。

### ❹避免電磁波干擾

一般家電（**電視、烤麵包機、吸塵器**）不會干擾節律器運作，但使用手機時，應避免以放置節律器側肢體來接聽電話。此外，要注意避開強力的電磁場（**核能發電廠、電壓轉接站等**）。

### ❺注意電池壽命

通常心臟節律器之電池可維持10年之久，當節律器的功能不良或電池耗盡時，身體會出現一些不舒服的症狀，如呼吸困難、暈眩、昏倒、長期疲倦、無力、四肢水腫、胸痛、心悸、打嗝不止等，必須重新以手術方式更換電池。

**圖1** 傷口消毒方式

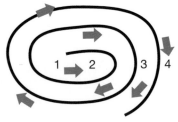

消毒面積約為 8x8 平方公分，由內向外旋轉擦拭，方向從 1 到 4。

## Q11 術後可以開車、騎機車嗎？

2017 年 4 月時，高雄市一名林姓男子駕駛朋友的賓士車外出，結果失控撞及路旁透天厝，送醫不治。根據警方事後調查，林姓男子心臟裝有支架，疑似是駕駛時引發心臟不適而發生事故。即使是習慣開車的健康人士，在駕車或騎車時偶爾也會有心跳加速的時候，對於心臟病患者來說，更是需要盡量避免的活動。

### 駕駛是一件高風險的事情

駕駛時的路況多變，例如在急轉彎或十字路口都容易有衝撞、擦撞、追撞的事故，或是莽撞的行人突然衝出等問題，對於心臟病患來說都是過於刺激的事情，萬一病患者在駕駛途中病發，不僅對本身安全造成威脅，也可能將路上其他人捲入事故或傷害之中。建議心臟病患者平常盡可能搭乘大眾交通工具是比較好，但要最好要避開擁擠的人潮。

駕駛時的任何狀況，都有可能造成患者緊張的情緒，讓血液中的腎上腺素濃度提升，造成血壓上升，繼而引發心律不整。若患者有不可避免的因素必須駕駛時，請務必保持心情放鬆，更要記得在駕駛途中也不能忘記按時服藥。

### 無可避免需要駕駛時應注意以下事項：

❶避開塞車時段及避免長途駕駛

塞車時，駕駛會產生不耐煩的情緒，這樣的焦躁不安容易讓血壓升高，甚至會引發心律不整。

❷避免高速公路上的緊張刺激

可以平面道路取代高速公路，避免上快速道路的緊張感，也可以讓抵達時間更充裕，減少時間的壓迫感。

❸避免因迷路而慌張

在不熟悉的路段行駛時容易造成神經緊繃。若是必須到陌生的目的地，務必要在事前查詢好路徑。

## Q12 不讓心臟病再次復發的原則？

當患者曾經「傷心」後，再次復發的機率是相當高的，而且二次病發的狀況，通常會比前一次更嚴重，是心因性猝死的高危險群。

據研究指出，接受心導管治療的患者，其血管再次狹窄的機率是 30%，而曾有心肌梗塞病史的人，有超過 80% 的案例是死於冠狀動脈心臟病，所以心臟病的二次預防絕對不可馬虎。

### 避免讓血壓、血脂升高

防止復發的首要原則就是避免讓血脂升高，別讓壞的膽固醇在血管裡堆積。高血壓也會讓心臟花更多力氣推送血液，增加心臟病發的風險。要控制這兩種狀況，就必須從飲食控制（圖1、圖2、圖3）及運動開始。

### 控制糖尿病

有糖尿病的心臟病患比起一般的心臟病患來說，更增添了許多危險因子（見P.20）。根據臨床經驗，合併有糖尿病及心臟病的患者，心臟病發時較不易發現胸痛徵兆，不但經常引起嚴重併發症（心衰竭、心因性休克、二度心肌梗塞），且預後也較差。

### 完全戒菸

心血管疾病患者應該完全戒菸（包括淡菸、雪茄），並避免暴露在二手菸的環境中，香菸中的尼古丁成分會促使血管收縮，造成血壓升高、血管受損，也會讓血液在血管中更容易凝集、阻塞。

### 避面過度勞動及過多壓力

當人體處在高壓下，血壓容易升高。血壓一旦升高，就會對心臟造成負擔。建議心臟病患在術後要調整工作的內容，最好能找到幫助分攤工作的人，以減少心理負擔。並且要減少過多的勞動，避免搬重物、爬高處的狀況。

**圖1** 心臟病患避免食用的食物

奶類

乳酪、奶酥

蛋豆魚肉類

醃燻食品（火腿、香腸、燻雞、味、豆腐乳、魚肉鬆）、罐製食品（肉醬、沙丁魚、鮪魚等）、炸雞速食、各式肉丸火鍋料

五穀根莖類

麵包、蛋糕、油麵、麵線、泡麵、速食米粉

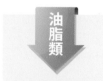
油脂類

奶油、瑪琪琳、沙拉醬、蛋黃醬等

蔬菜類

醃製蔬菜（榨菜、酸菜、醬菜）、加鹽的冷凍蔬菜、蔬菜汁、蔬菜罐頭等

水果類

乾果類（蜜餞、脫水水果）、各類加鹽的罐頭水果及果汁

其他

味精、雞精、豆醬、辣椒醬、沙茶醬、蠔油、烏醋、蕃茄醬、運動飲料等

**圖2** 心臟病患的血壓標準

| 分類 | 血壓建議目標（mmHg） |
|---|---|
| 一般心臟病患 | ＜ 140／90 |
| 同時有其他慢性病 | ＜ 130／80 |

**圖3** 心臟病患的血脂標準

| 男性 | 項目（mg/dl） | 女性 |
|---|---|---|
| ＜ 160 | 總膽固醇（TC） | ＜ 160 |
| ＜ 150 | 三酸甘油酯（TG） | ＜ 150 |
| ＞ 40 | 高密度脂蛋白（HDL） | ＞ 50 |
| ＜ 100 | 低密度脂蛋白（LDL） | ＜ 100 |

守護心臟的生活守則

91

## Q13 心臟病患如何注意生活習慣？

根據衛福部公布 2016 年國人十大死因，第二名是心臟疾病。心臟病往往在很短的時間內就帶走一條寶貴的生命，是非常難以預期的恐怖疾病，因此患者平常就應該在生活上落實預防的原則，以防意外發生。

### 按時服藥並持續運動

除了基本的按時服藥之外，沒有醫師同意，不可自行服用處方簽以外的藥物。研究顯示，適度的運動，可幫助患者在接下來的 3 年內降低 25% 死亡率。患者須和醫師討論，評估目前身體狀況適合的運動，再逐漸增加運動的強度。 (圖1)

### 避免勞力性的工作

以心肌梗塞患者而言，在散步 2 公里後沒有出現心悸或呼吸急促的狀況，就可以重返職場，進行不會耗費大量體力的工作；要避免持續處於緊張狀態、搬運重物、爬高處的工作。 (圖2)

### 控制飲食，務必戒菸戒酒

落實三少一多飲食原則，多吃高纖食物保持排便暢通，減少排便時閉氣或過度用力的機會，並以少量多餐的方式控制體重。此外，心臟病患應該要完全戒菸及避免吸二手菸，據統計，同樣罹患心血管疾病的病人中，吸菸者的死亡率是非吸菸者的 1.5 ～ 2 倍。

### 維持規律生活、注意天氣變化

早睡早起，最好上午及下午各安排一次短暫休息及睡眠。放鬆心情，避免可能造成興奮、緊張、生氣的情況。在盛夏隆冬心臟負荷較大的季節裡，要特別注意保暖。早晨起床時，第一步驟要先溫暖身體，避免被窩內外的溫差過大。

### 觀察有無復發症狀

如有任何不適，如呼吸急促、咳嗽、下腹腫脹、下肢水腫、無法採半坐臥休息時，應迅速就醫。

**圖1** 運動強度分級

| 輕度運動 | 中度運動 | 重度運動 | 有氧運動 |
|---|---|---|---|
| 說話測試：<br>不太影響呼吸速率的運動量<br><br>感覺盡力程度<br>=9～11分 | 說話測試：<br>可以講話但不能唱歌<br><br>感覺盡力程度<br>=12～13分 | 說話測試：<br>無法持續聊天（約每五字就必須換氣）<br><br>感覺盡力程度<br>=14～17分 | 訓練心肺適能，一般以有氧代謝運動來進行訓練。有氧運動主要利用大肌肉群進行有節律性、可持續一段時間的運動為主（需至少持續10分鐘）。 |
| 平地慢速行走、平地慢速騎自行車、彈奏樂器、煮飯、擦地等 | 快走、慢跑、騎自行車、桌球、爬樓梯、游泳、跳交際舞等 | 快跑、快速騎自行車（或上坡騎）、蛙式游泳、拿重物爬樓梯、登山 | |

  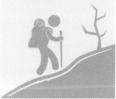 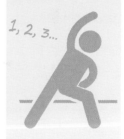

**圖2** 心臟病患者職業分類

| 適合從事 | 不適合從事 |
|---|---|
| 內勤、店員、櫃檯人員、操作機械的農務 | 勞工、木工、建築工、警察、駕駛員……等需要耗費體力或精神緊繃的職業 |

## Q14 心臟病患應該怎麼吃？

對心臟病患來說，「吃」是控制病情至關重要的一環。心臟病患應該怎麼吃？應該吃什麼？

### 減鹽
過多的鹽分會造成血壓升高，建議心臟病患者每天的攝取量為 6 公克，每減少攝取 1 公克的鹽分，就可以讓血壓降低 1mmHg。要突然過減鹽的生活並不容易，尤其許多高血壓患者偏愛重口味的食物，但其實只要運用小技巧，還是可以漸漸習慣的。（圖1）

### 減醣、減油
同時攝取油脂與醣類會導致血糖升高，因此患者應該避免吃米飯時，搭配炸豬排、炸蝦或咖哩等大量用油的料理。過多的醣同樣會在體內轉化成脂肪，引起一系列疾病。要盡量避免攝取單醣、雙醣的食物，因為人體吸收這些醣類的速度快，血糖會在很快的時間內急速升高，增加血液中的脂肪囤積。相反的，多醣類因為人類吸收慢，可以讓血糖穩定升高。（圖2）

### 避免攝取高膽固醇
飲食中的膽固醇，主要來自動物脂肪和內臟及動物的卵（**蟹黃、魚子、蛋黃**）。現代研究，大豆及其製品含有多種營養素，可以防止肥胖、動脈硬化、降低膽固醇、高血脂，也對清除血管壁膽固醇、增強血管彈性，有顯著效果。

### 多吃富含纖維的食物
纖維素中植物纖維和植物膠，可減低血液中膽固醇的含量，建議多食用蔬菜、水果及未經加工的穀物、雜根菜，有利於強化心臟。（圖3）

### 飲食宜精不宜多
心臟病患者應採取「少量多餐」方式以中和胃酸，並減少胃部的過重負擔。

### 避免刺激性食物
應避免一切含有辛辣刺激性、興奮性的食物，凡是能促使胃酸分泌較多的肉湯、雞湯等鮮湯、咖啡、可樂、濃茶均不宜飲用。

**圖1** 減鹽飲食技巧

將少許鹽巴撒在食物表面，不要直接將鹽巴加入食物中調味；避免將醬油直接淋在食物上，而以沾醬的方式食用；改以醋或檸檬類醬汁取代鹽巴或醬油。

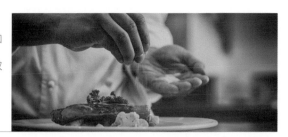

**圖2** 注意攝取的醣類

| 可以食用——<br>多醣（芋薯類、穀類、豆類）：<br>米飯、麵包、玉米、栗子 | 避免食用——<br>單醣（砂糖、乳糖）：蛋糕、糖果、砂糖包<br>雙醣（葡萄糖、果糖）：蜂蜜、蘋果、橘子 |
| :---: | :---: |
| 食用後<br>↓ | 食用後<br>↓ |
| 消化吸收緩慢、血糖穩定上升 | 消化吸收快、促進胰島素大量分泌、<br>血糖急速上升、三酸甘油酯增加 |

**圖3** 高膳食纖維食物

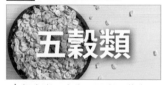

五穀類

包含米、大麥、玉米、燕麥、小麥、蕎麥、裸麥、薏仁等

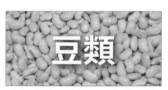

豆類

包含黃豆、黑豆、紅豆、綠豆等及其製品（如：蒟蒻）

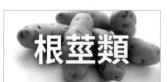

根莖類

蕃薯、馬鈴薯、芋頭

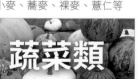

蔬菜類

芹菜、南瓜、酸菜、萵苣、花椰菜、豆苗、洋山芋及莢豆類

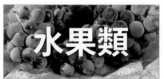

水果類

橘子、葡萄、李子、葡萄乾、無花果、櫻桃、柿子、蘋果

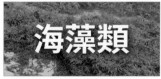

海藻類

海帶、寒天、昆布

## Q15 天氣變化大怎麼辦？8 大要點防猝死

心臟疾病長期位居國人十大死因第二名，隨著天氣變化增大的季節到來，猝死的案例更是層出不窮。據統計，光是 2017 年 2 月的寒流期間，短短 4 天就造成 154 人猝死。因此在冬天時，心臟病患的日常保養絕對要更加謹慎。

### ❶ 要補充水分

由於天氣寒冷，室外活動減少，會讓人體血脂代謝減少，加上出汗少，容易形成血栓，誘發心肌梗塞。因此需要多喝水，稀釋血液粘度，通過尿液及時排出毒素。

### ❷ 要注意通風

為防寒風，家裡門窗都會習慣性地關閉，但卻往往造成室內空氣渾濁、氧氣減少，反而不利於呼吸。

### ❸ 要規律作息

冬天一到，節日也特別多，從聖誕節大餐到跨年、春節，常常導致作息不規律，飲食大魚大肉，因此很容易誘發心臟病。

### ❹ 要按時服藥

患有心血管等慢性疾病的人務必按時服藥，如有需要針對平時服用的藥物進行調整，請和主治醫師討論後才能進行減藥或改藥的更動。

### ❺ 要注意保暖及溫差

起床不要立刻離開被子，先在被中活動一下，待血液循環變好後再慢慢下床，並將外套放置於床邊。洗澡前應先讓浴室充滿熱氣，等浴室溫度上升後再脫衣服，外出時一定要注意保暖。

### ❻ 要適量運動

如無法從事激烈運動，可以慢走或打太極拳等，增強自身的抗病能力，以避免感冒並增加血管的耐受力和彈性。但晨練不要太早，應在太陽出來後再出去活動。

### ❼ 要清淡飲食

多吃一些富含纖維的蔬菜，少吃油膩的食物，尤其禁菸酒。冬天時盡量減少吃火鍋的機會，如不可避免，就避免喝湯、沾太多醬料、食用內臟、魚卵、蛋黃類食物，並以天然食材為主。

**❽要保持好心情**

盡量保持心平氣和、樂觀自信的情緒，避免過於激動和感情上的大喜大悲。

在冬天時，心血管患者、心臟病患者很容易出現「休克」甚至「猝死」情況，因此患者及家屬一定要注意上述要點，以防憾事發生。

**掌握 8 要 3 不原則**

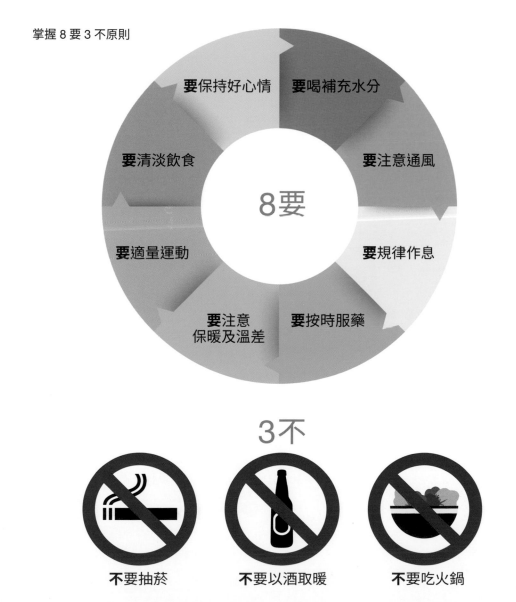

要保持好心情

要喝補充水分

要注意通風

要清淡飲食

8要

要規律作息

要適量運動

要注意保暖及溫差

要按時服藥

3不

不要抽菸

不要以酒取暖

不要吃火鍋

# Q16 心臟病患可以泡溫泉嗎?

泡溫泉是寒冬裡常見的休閒活動之一,但是對於心臟病患者而言,泡溫泉卻可能會出現心跳過速、胸悶或頭暈等症狀,因此在泡湯前應先請主治醫師評估身體狀況,沒問題之後再去泡湯比較安全。

## 吃飽喝足不宜立刻泡溫泉

剛吃飽時,胃腸需要足夠的血液運行來幫助消化,這時候馬上泡溫泉容易引起消化不良,建議飯後小歇一下再去泡湯。特別是喝完酒後更應特別注意,酒精會讓血管擴張,這時若猛然跳進溫泉池裡,會更加速血管擴張,嚴重時可能造成腦中風或心肌梗塞。

## 不要馬上進入湯池裡

暖身動作做足後再進湯池,才不會讓身體和水池溫度差太大而影響血管收縮。進入湯池前,最好先從腳部開始泡起,接著才慢慢浸泡到四肢、臉部、頭,最後才是身體。也可以使用毛巾沾熱水先擦拭身體,待適應溫度後再進入水池。泡完之後,也要記得以漸進式離開,不要馬上站起來。

## 注意泡湯時間

即使獲得醫師同意,一天內的泡湯次數也不可超過 2 次,每次不得超過 10 分鐘。並且一定要在規律服藥且血壓控制達標的前提下,才可以安心享受泡湯之樂。

## 避免泡露天溫泉、三溫暖

露天溫泉以及三溫暖容易造成極大的溫差,尤其以冷熱交替進行的三溫暖,更容易影響血管收縮,造成心肌梗塞的危機。

## 不超過心臟、不要按摩

溫泉水位超過胸部時,對心臟的血液循環會造成比較大的負擔。此外,泡溫泉時身體的血液循環正在加速,此時如果加上按摩會更加大心臟的負擔。

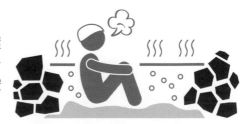

## Q17 出國旅遊應該注意什麼？

有些病人得知自己罹患心臟病後，就不敢從事其他活動，甚至也不敢安排出國行程。其實，除非是重症患者，否則外出旅行基本上並無太多限制。

### 安排時間充裕的行程

建議以少人成行的方式一同出遊，並旅程避免過於緊湊、多次轉乘交通工具或趕行程，旅途中若有任何不適就應停下休息。安排的景點，不宜去太多坡道或樓梯的地方，或是過於寒冷或炎熱的地區，避免流太多汗。

### 注意當地天氣

行前先查詢目的地的氣候，如果是前往寒冷的國家，攜帶各式保暖裝備是不可少的，且活動盡量以室內為主，避免末端肢體處於過度冰冷的狀態。如果是前往熱帶國家，則要考慮到遮陽措施。一旦遇到下雨或天候不佳，建議取消行程。

### 將行程告訴你的醫師

出國前務必回診，並告知醫師出國的天數、當地氣候，請醫師開立適當天數的藥量，以及需要準備的物品。另外也可請醫師開立病況摘要，以英文詳述治療情形、注意事項、預後狀況等，將這些紀錄與重要證件隨身攜帶，以備不時之需。

### 多活動、多喝水、禁翹腳

由於飛機上的坐位空間比較狹窄，在長達數小時的飛行中，患者應隨時保持血液流通，以免引發長途飛行的血栓症。至少每 30 分鐘要做一些伸展運動（**扭轉脖子、腳踝、墊腳尖站立**），並補充水分、禁止翹腳。可以的話，盡量坐在靠走道的位置，方便活動及呼叫空服員。即使沒有不適症狀，也不要忘記按時服藥。

---

### 行李必備的物品

❶ **平時用藥**：要攜帶足夠天數的藥物，甚至多帶幾天的份量以防萬一。

❷ **安眠藥**：一定要保持充足的睡眠，如有必要可以服用安眠藥。

❸ **緊急用藥**：隨身攜帶降血壓藥、救心藥、預防高山症藥物等等。

❹ **病摘、個人病歷**：萬一在境外有求診需求，可以將病摘、病歷提供給醫院，讓醫院可以更準確且完善地進行診治。

❺ **隨身血壓計**：以便身體不適時，可以先自行測量。市售的水銀或電子式的血壓計各有利弊，患者可選擇自己固定使用的血壓計。

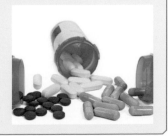

## Q18 好心食物有哪些？5 類護心食物

根據衛福 2016 年統計，國人因心臟病而死亡的機率是 88.5%（**每 10 萬人口／人**），可見心臟疾病是相當常見的健康問題。要養好心就從日常飲食開始，以下介紹 5 種對心臟有益的食物（**圖 1**），讓讀者更完整掌握在飲食上的「愛心」原則。

### ❶堅果類

堅果類的營養價值高，是預防心臟病的好食物。而且堅果類含有豐富的不飽和脂肪酸和植物固醇，可幫助降低血液中壞膽固醇的累積（**LDL**），並防止血管形成斑塊的機會。

堅果類食物還含有對健康有幫助的維生素 E、維生素 B 群、鎂、銅、錳、硒等。尤其是維生素 E，具有是良好的抗氧作用，能夠防止細胞老化，是遠離心臟病、糖尿病、失智症等疾病的重要營養素。

有些人認為堅果類熱量高，因為怕胖就不敢碰它，其實只要適量攝取，並不會造成肥胖問題。成人每日的建議攝取量大約是：核桃 2～4 顆，腰果 12～16 顆即可。要注意的是，堅果類的普林含量較高，所以痛風、三酸甘油酯高的患者要少吃。

### ❷蔬菜類

蔬菜有大量維生素、纖維質與礦物質，可以幫助身體抗氧、強化微血管並降低膽固醇，建議大家每日都要攝取 120 公克的蔬菜，以達到保護心血管的效果。若以生菜來看，大約是兩個手掌的份量；若是熟食來看，約是放滿一個手掌的份量。

蔬菜中的纖維質就像是血管中的清道夫，不僅可以吸附脂肪和有毒物質，藉由糞便排出體外，還可以抑制膽固醇的形成。蔬菜當中富含維持健康所需的維生素 A、C、E 和 β- 胡蘿蔔素，可以清除人體內的自由基，並減緩身體的老化速度。

### ❸海鮮類

海鮮類具健康的蛋白質、牛磺酸（**Taurine**）、EPA、DHA、鈣質及各種維生素，可以預防動脈硬化，並幫助人體製造血液中的礦物質。在海鮮類當中，還有一項特殊的營養成分——蝦紅素。蝦紅素會讓食物（**鮭魚、蝦子、鯛魚等**）的外表呈現橘紅色的樣子，蝦紅素能幫助身體抗氧化及提升免疫力。

魚類當中的營養素「硒」（**Selenium-Se**），也是抗氧化效果相當明顯的物質。硒

是人體必需的微量元素，可以減少自由基的產生，預防動脈硬化、心肌梗塞等疾病，考量到部分宗教主之素食及特殊飲食習慣，這類營養素也可以從巴西堅果、海藻、肉類中攝取。

### ❹肉類

肉類的蛋白質高，而蛋白質不僅能維持心臟健康，更是讓心臟能夠正常活動的重要營養素，但在攝取肉類時應注意份量及部位。蛋白質高且飽和脂肪酸低的肉類，才是對心臟有益的肉類。牛里肌肉、牛大腿肉是屬於蛋白脂高、飽和脂肪酸低的肉類。而雞肉的任何部位飽和脂肪酸都不算高，如果能去皮食用，則會更健康。建議成人的每日肉類攝取量約為 50 公克。

### ❺豆類

大豆中也富含有蛋白質，而豆類的優點則是，比動物性蛋白質的氨基酸含量更低，因此有抑制血壓上升的效果。而且，植物性蛋白質還含有可以溶解膽固醇的卵磷脂，可以有效預防動脈硬化的疾病。

有句話說「You are what you eat.」人如其食，你吃進什麼樣的食物，就會有什麼樣的身體。想擁有健康的「強心臟」，就必須建立良好而正確的飲食攝取習慣。

**圖1 五類護心食物**

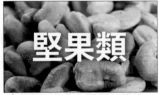

堅果類

杏仁、花生、腰果、核桃、松子、薏仁、黑芝麻

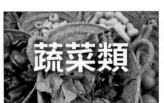

蔬菜類

菠菜、青花椰菜、包心菜、胡蘿蔔、洋蔥和大蒜、番茄

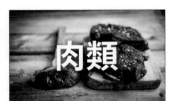

肉類

牛里肌肉、牛大腿肉等蛋白脂高、飽和脂肪酸低的肉類

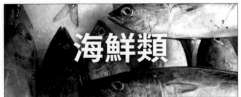

海鮮類

鱈魚子、黑鮪魚、竹筴魚、鯛魚、鯖魚、鰤魚等，可以加強硒的攝取。

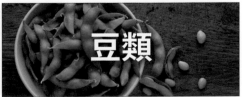

豆類

黃豆、黑豆、毛豆、豆皮、納豆、豆渣、嫩豆腐、豆漿等

## Q19 顧心臟血管應該吃什麼保健食品？

當身體機能隨著年齡逐漸退化，慢性疾病也開始隨之而來。不少人會藉著服用保健食品，來改善身體狀況。但市面上的保健食品五花八門，究竟補充什麼樣的成分才能針對心血管做改善呢？

### ❶ 精胺酸（Arginine）

精胺酸可以增加體內一氧化氮的濃度，一氧化氮可以幫助降低血壓、擴張血管，有助於心絞痛、動脈粥樣硬化、心臟衰竭患者的症狀。近幾年也廣泛應用於運動員營養補充、增加免疫力，甚至是增強男性性功能上。

一般成人每日對精胺酸的需求量為每公斤補充 117 毫克（**若體重 65KG，每日需 7.6G**），一般可從豆類、堅果類、冷水魚中補充精胺酸，若同時有其他營養素需求的人，則建議選擇複方保健食品（**如 Arginine Plus；Metageincs 中華生醫**）。

### ❷ Omega-3、Omega-7

據研究，三酸甘油酯高的人在食用鮭魚、鯖魚、沙丁魚等冷水魚，或每日服用 3 克 Omega-3 之後，其 VLDL（**極低密度脂蛋白**）數值會下降。魚肉富含動植物中少見的 Omega-3 不飽和脂肪酸 DHA 與 EPA，除了可以保護心血管、預防心臟病外，還有抗發炎、促進大腦細胞發育、提升視力、減緩退化的功效。

另一個較鮮為人知的是 Omega-7。臨床研究發現，Omega-7 中有獨特的棕櫚酸（palmitic acid），可降低三酸甘油酯、總膽固醇，並改善體內的發炎狀態，對於高血脂症患者而言有很大的功效。也有其他實驗證明，Omega-7 除了能抵抗罹患代謝症候群之外，也能增加膽囊收縮素（CCK）的分泌，增加飽足感、降低食慾。

Omega-3、Omega-7 和一些治療高膽固醇、高血糖患者的藥物一樣具有改善血脂的效果。建議只有少量需求的人，可選擇複方食品（**OmegaGenics Mega 10 中華生醫**）補充；正在使用抗凝血劑、阿斯匹靈等藥物的人，最好先請教醫師之後再使用。

### ❸ 輔酶 Q10（Coenzyme Q10）

輔酶 Q10 位於粒線體中，是細胞產生能量的必需酵素，具有強抗氧化的特性，可避免低密度脂蛋白氧化，保護心血管、預防心衰竭。改善運動後的疲勞感、肌肉痠痛，有效幫助恢復體力。防止腦部及神經退化病變、預防牙周病、增進細胞

功能完整及增強免疫機能。它與硒、維生素 C、維生素 E、鋅等作用相同，都能減少自由基對細胞的傷害，並保護動脈免於損傷。

正在服用降血脂史他汀類藥物者，其在降血脂的過程，也會降低體內輔酶 Q10 的自主合成，所以應該適度補充。若能與維生素 E 及檸檬油精同時搭配，更以穩定輔酶 Q10 的結構，避免結晶化發生，比起單獨服用更有事半功倍的效果。

### ❹維生素 D

維生素 D 可以活化細胞的免疫功能（innateimmunity），並支持許多重要生理功能（**骨質健康、免疫功能健全、緩解發炎反應**）。研究指出，缺乏維生素 D 與自體免疫疾病及心血管疾病有關，且會影響癌症的預後狀況。除此之外，也容易造成其他神經性疾病，如多發性硬化症、阿茲海默症、帕金森氏症及憂鬱症。

根據食藥署國人膳食營養參考攝取量（dietary reference intakes）建議，成人每日攝取量為 800 ～ 1000 國際單位（IU）。市售的維生素 D 補充劑所含的成分，有植物性的 D2 及動物性的 D3（**如 D3 1000**）兩種，一般來說，D3 的活性最強，約是 D2 的 3 倍左右。但必須提醒的是，維生素 D 若攝取過量會增加血中鈣質濃度，反而促進心臟相關疾病。雖然少量攝取有好處，但並不是多多益善。

---

**如何判斷安全、有效的保健食品**

● 有正式臨床驗證依據
● 符合經美國食品藥物管理局（FDA）審核
● 通過「小綠人標章」健康食品
● 通過「SNQ 國家品質標章」認證

  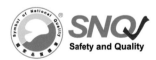

(F) Food
(D) Drug and cosmetics
(A) Drug abuse

---

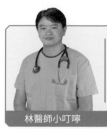

建議以早、午分開的方式食用保健食品，且一天內不要吃超過 4 種。大部分的保健食品都含有抗氧化作用，會有提神效果，應避免在睡前服用。懷孕、哺乳中，或是正在服用其他藥物的人，在使用保健食品之前，務必先和主治醫師討論。

林醫師小叮嚀

## **Q20** 平時如何減少鈉的攝取？

鹽是生活中很重要的必需品，也是不可或缺的調味品。每 1 公克食用鹽就含有 400 毫克的鈉，鈉是一種礦物質，能幫助身體保持血壓正常、控制體液份量，以及傳送神經衝動的訊息。

### 正常飲食已經攝取足夠的鈉

必須先跟各位建立一個觀念：天然食物中也含有鈉。在衛生署網站上可以查到食物成分表，當中詳細說明了各種食材當中的鈉含量。平常我們從天然食物中獲取的鈉其實已經足夠了，再加上，我們只有在運動或勞動量大、流汗多時，身體才會缺鈉。換言之，平時我們為求美味的飲食習慣，往往會造成過多的鈉攝取。衛生署建議成年人每天鈉攝取量是 2,400 毫克（**約 6 公克的鹽**）。若是長年吃重鹹，一來破壞身體滲透壓的平衡，造成鉀的流失；二來導致水腫，血壓上升。

### 多注意營養標示成分

我們不可能在每次吃東西時，都拿秤子與食物成分表來計算攝取的鈉含量。因此養成食用前注意營養標示的習慣，就顯得很重要。在腎功能正常的情況下，身體會自動排除掉過量的鈉，但如果經常超標，長期吃重鹹，久了也會造成腎臟負擔。

---

**藏在生活中常見的高鈉食物**

❶**白吐司** —— 光兩片半就有超過 600 毫克的鈉含量，如果再塗上醬料，很容易就超標。

❷**夾心餅乾** —— 在製作過程中所加入添加物，讓每 100 克的餅乾，就有 700 多毫克的鈉。

❸**低卡果凍、蒟蒻** —— 許多標榜低熱量的果凍、蒟蒻乾，看似無害，往往不小心就吃下約 200 毫克的鈉。

❹**運動飲料** —— 運動飲料與番茄汁都屬於高鈉飲料，喝 1 瓶運動飲料就可能攝取了 252 毫克的鈉。有些蔬果汁飲料為了增加風味，在加工過程中也會加鹽，飲用前需注意其中的營養標示。

❺**關東煮湯汁** —— 半碗 300 克的關東煮湯汁就含有 615 毫克的鈉

❻**主食拌醬** —— 沙茶醬、肉燥、蘑菇醬等調味料，雖然一湯匙鈉含量不會超過 100 毫克，但如果是食用義大利麵、炒飯、焗麵時，通常一加就很容易超標。

❼**涼麵** —— 市面上不少涼麵所用的油麵，幾乎都添加小蘇打來增加 Q 度，小蘇打已經含有很多鈉，再加上涼麵醬料，每吃一碗涼麵的鈉含量就跟一碗泡麵差不多。

---

## Q21 預防心臟病應該多攝取鈣？

鈣質不但是鞏固骨骼及牙齒的主要來源，也有促進肌肉收縮、心臟跳動、血液凝固等機能，如果和鎂交互作用下，更可以讓心臟維持規律且正常的跳動，是人體不可或缺的營養素。

### 從天然食材中攝取較佳

根據《美國心臟協會期刊》2016 年的一篇研究報告指出，服用鈣質補充品的人，比從天然食材中攝取鈣質的人，更容易罹患心臟相關疾病。

此研究透過 2,742 名，介於 45 歲到 84 歲之間的成年人進行觀察。藉由觀察對象 10 年內的飲食習慣及補鈣方式進行分析。結果顯示，同樣從新鮮食材中攝取鈣質，每日攝取 1,400 毫克的民眾，比每天攝取 400 毫克以下的民眾，減少27% 罹患心臟病的風險。而對照有服用鈣質補充品與沒有服用鈣補充品的人來看，有服用鈣質補充品的人，反而增加了 22% 的風險得到心臟相關疾病。這是因為鈣質補充品比天然食材更容易被人體吸收，這會導致血液中的鈣濃度瞬間上升，反而增加血管鈣化的機會，提升心血管疾病的風險。

### 一般人不需要特別補鈣

只要適度食用深綠色蔬菜（富含維生素 K）、乳製品、豆製品、甲殼類等食物，就能夠獲得每日所需的鈣質（1,000 到 1,200 毫克）。老人、停經婦女、乳糖不耐症者，以及經檢查確認體內鈣質不足者，才有需要額外服用補充品。

### 預防鈣流失比補鈣重要

鈣質必須透過維生素 D 的轉換才能被人體吸收儲存，所以補充足夠的維生素 D才能讓身體留住鈣質，這比補充鈣質更重要。人體需透過「陽光日曬」才能促使膽固醇製造出維生素 D，建議民眾除了均衡飲食之外，也要養成充足日曬及運動的習慣。此外，少吃等高鹽、高磷食物，才能減少體內鈣質不必要的流失。

## Q22 糖尿病患如何預防心臟病？

糖尿病患得到心臟病的機會比一般人高出 2 ～ 4 倍，其中約 80% 的糖尿病患死於心血管疾病。糖尿病患者除了按時服藥以外，更要從三方面嚴格控制病況。

健康「心」起點

### ㈠ 控制血糖

糖化血色素（HbA1c）每增加 1%，心血管疾病的相對風險將會增加 18%。高血糖會增加血液黏稠度、加速血栓形成、影響血小板功能。建議第二型糖尿病患者，平時在家就要經常檢查血糖，並積極將血糖控制在理想範圍內。

### ㈡ 促進糖份代謝

❶ **改善飲食**：降低碳水化合物、精製澱粉的攝取，改吃原味、尚未經過精製過程的食物。較為複雜、粗態的食物需要更多時間消化，血糖的吸收比較和緩。

❷ **積極運動**：運動不只可以幫助燃燒脂肪，還能幫助改善心肺功能，且有助於血糖的控制，改善胰島素阻抗。

❸ **服用藥物**：某些藥物可以減少碳水化合物的吸收、幫助血糖的控制，卻又不會增加胰島素的分泌，是糖尿肥胖症比較理想的選擇。如：Acarbose（醣祿錠）、Metformin（每福敏）。

### ㈢ 預防血糖過低

低血糖會增加心臟病風險，患者務必定時、定量注射胰島素和服藥。在運動之前須先吃些點心，若從事劇烈的運動，至少每半小時吃含 15 公克醣的食物（半片土司或一份水果）。記得要隨身攜帶糖果、餅乾及糖尿病護照，並於護照上記載醫院、家人電話，萬一發生低血糖昏迷時，可爭取急救時間。

**發生低血糖時，應如何處理？**

| 患者狀況 | 緊急應變動作 | 觀察變化 |
| --- | --- | --- |
| 意識清楚 | 立即進食高甜度食物（3 顆方糖、含糖果汁 120 ～ 150cc 或一匙蜂蜜、糖漿），並測量血糖。 | 如 15 分鐘後症狀未改善可再吃一次，仍未好轉則立即送醫。 |
| 意識不清楚 | 將病人頭側一邊，把一湯匙蜂蜜或糖漿擠／灌入口中，並按摩臉頰幫助吸收，15 分鐘一次；並立刻送醫治療。 | |

## Q23 長期久站、坐對心臟的潛在危機是什麼？

辦公室族群經常長時間維持同一個姿勢，不但可能罹患惡化靜脈曲張，也易引發脂肪囤積、三高及代謝症候群（metabolic syndrome）問題。

### 代謝症候群容易引起心臟病

「代謝症候群」（**內臟脂肪症候群**）並不是一種疾病，而是「不健康」的訊號，主要是不良的生活習慣，導致肥胖、三高的複合型症狀。據研究指出，代謝症候群患者得到心臟病的機會是一般人的 2 倍，得到糖尿病的機會是一般人的 3 倍。

### 預防代謝症候群五大要訣

**第一招——聰明選，健康吃**：運用「三低一高」原則吃出健康。

**第二招——站起來，動 30**：減少久坐，一天至少運動 30 分鐘，可以增進心、肺及血液循環等功能。可選擇會讓自己呼吸微喘的有氧運動，如跑步、有氧舞蹈等。

**第三招——不吸菸，少喝酒**：吸菸者的平均壽命比不吸菸者少 10 年。據統計，若在 30、40、50、60 歲戒菸成功，預估可分別延長 10、9、6、3 年的壽命。

**第四招——壓力去，活力來**：在長期的壓力下，人會本能地選擇高油脂的食物，儲存熱量以備不時之需，這類型的人脂肪通常都積存在腹部，形成所謂的「中廣型肥胖」，是造成三高和代謝症候群的元凶。

**第五招——做檢查，早發現**：建議 40 歲以上，未滿 65 歲民眾，每 3 年進行 1 次健康檢查；滿 65 歲每年 1 次。

**什麼是代謝症候群**

根據衛服部公告標準，只要符合下列指標中的三項就算是代謝症候群。

| 危險因子 | 異常值 |
| --- | --- |
| ❶腰圍過粗 | 男性≧ 90cm　女性≧ 80cm |
| ❷血壓過高 | ≧ 130/85 mmHg |
| ❸高密度脂蛋白膽固醇（HDL-C）偏低 | 男性≦ 40 mg/dL　女性≦ 50mg/dL |
| ❹空腹血糖值偏高 | ≧ 100mg/dL |
| ❺三酸甘油酯（TG）偏高 | ≧ 150 mg/dL |

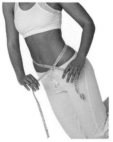

## Q24 如何避免腳水腫、靜脈曲張？

只要稍微長時間站立、坐著不動、搭乘飛機，或者偶爾吃了太鹹的食物，就很容易有腳部水腫的問題。但這種水腫多半是暫時性的「生理性水腫」，通常在抬腿後或隔天早上起床時就會好轉。（圖1）

### 避免維持長時間坐、站

久坐或久站會讓腿部靜脈血管壁變薄、擴張。若再加上靜脈瓣膜功能不良或萎縮退化時，會致使過量的血液向下逆流，造成靜脈曲張。雖然靜脈曲張的導致原因至今不明，但目前知道遺傳會影響血管壁強度，另外也與長時間保持相同姿勢有關。

### 持續不消的水腫可能是靜脈血栓

若是水腫持續不消，就可能是深層靜脈血栓的問題。血栓的形成，最令人擔心的狀況是，萬一血塊隨著靜脈流回心臟再進入肺部，將可能造成致命的「肺栓塞」。建議民眾平時就要多活動、多喝水，一旦疑似有靜脈曲張的症狀出現時（圖2），應趕快就醫檢查。

### 圖1 減緩水腫的方法

❶ **提高水腫部位**——將水腫的部位抬高與心臟同高或高過心臟

❷ **熱冰敷交錯**——先熱水3分鐘，再冷水1分鐘，透過冷熱交替的過程，來幫助水腫部位的血液循環。

❸ **穿上醫療彈性襪**——彈性襪可以防止體內的流體堆積在腿部，對於治療水腫也是非常有用的。

❹ **吃少鹽**——透過少吃高鹽的產品，能有效避免水腫狀況的發生。

### 圖2 靜脈曲張的臨床分類為6級

**第1級**
皮表有蜘蛛絲狀或網狀的微細血管

**第2級**
較大的靜脈血管浮現

**第3級**
出現水腫

**第4級**
有皮膚病變（色素沈著、周邊組織硬化、濕疹）

**第5級**
出現皮膚炎或癒合性潰瘍

**第6級**
可能出現活動性潰瘍

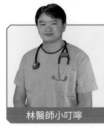

林醫師小叮嚀

萬一懷疑自己有靜脈曲張的問題時，建議到醫院做完整的「靜脈血管」系統檢查，可以確認是否有四肢浮腫、靜脈曲張、靜脈逆流、深層靜脈血栓的問題，這樣完整的檢查與購買一雙醫療彈性襪的錢相當，但卻能獲得較專業的診斷與解決之道。

# Q25 哪些生活習慣會對心臟造成負擔？

據調查，罹患心臟病的人數有逐年增加的趨勢，其中大部分的成因是由於不良的生活習慣或性格使然。這也表示其實有很多危險因子，是我們可以自己避免的。

## 日夜顛倒、熬夜

日夜顛倒的工作者比其他人更容易誘發心臟病、中風等問題。其中心臟病發作的風險增加 23%，冠狀動脈病變增加 24%，中風機率增加 5%。

## 失眠、睡眠不足

當我們進入熟睡狀態是心臟負擔最輕，血壓也最穩定的時候。充足的睡眠不僅能促進血液循環，身體也會在此時修補白天因血壓造成損傷的血管。

## 焦慮、壓力

黎巴嫩的研究人員發現，工作壓力大的人罹患心臟病的機率比其他人增加了 23%。長期承受壓力與焦慮，會讓身體隨時處於緊繃狀態，變相的對心臟造成負擔。研究也指出，擁有足夠睡眠的人，可以更從容的面對壓力問題。

## 暴飲暴食

為了消化瞬間增加及過量的食物，身體會控制大量的血液轉向胃腸，相對的會讓心臟的血液減少，容易導致心肌缺血，增加了心臟負擔。研究發現，暴飲暴食後的 2 小時，發生心臟病的機率將增加 4 倍。

## EQ 管理不佳、神經質人格

美國心理學家佛雷德曼將人的性格分為 A、B 型；A 型是指個性急躁、求好心切、好勝的性格。B 型則是個性隨和、對工作要求寬鬆、不計較成敗得失的人。A 型人因為經常刺激交感神經系統，長久下來容易引起高血壓或心臟疾病。

## Q26 走路痠痛是周邊血管疾病的徵兆？

75 歲的陳伯伯，有抽菸、高血脂病史，多年前就有偶發性的下肢疼痛問題，後來日益嚴重，走不到 50 公尺就得停下來休息，原以為是肌肉拉傷，就自行使用痠痛貼布處理，不料症狀沒有改善，直到下肢疼痛到無法行走才就醫。檢查後確診是下肢動脈栓塞，經緊急手術後成功打通血管，總算能恢復正常行走。

### 間歇性跛行是典型症狀

此疾病好發於 40 歲以上、癮君子、三高族群、男性（**男女罹病的比率約為 2：1，推斷與男性抽菸人口較多有關係**）。大部分的患者會有間歇性跛行的症狀出現。約有三分之一的患者初始症狀是腳痠、麻、疼，特別是在行走或運動時容易發生，但卻常被誤診是坐骨神經痛或其他關節、肌肉退化的問題。

### 走路、休息都會痛是坐骨神經痛

周邊血管疾病常與坐骨神經痛搞混，周邊血管疾病的疼痛，往往經過休息就好了，直到重新走路症狀又出現；而坐骨神經痛的腳痠、麻、痛，則是無論在行走或休息的狀態都會持續疼痛。（圖1）

**圖1**

| 症狀比較 | 周邊血管疾病 | 坐骨神經痛 |
| --- | --- | --- |
| 疼痛部位 | 小腿肌。若阻塞的位置較高，會有大腿及屁股疼痛的情形。 | 初期是腰痛，逐漸擴至臀部、大小腿、腳底板。 |
| 四肢容易冰冷 | O | X |
| 休息改善症狀 | O | X |
| 腳部傷口 | 不易癒合，甚至會有潰爛問題。 | 不影響 |

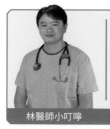

周邊動脈阻塞性疾病若能盡早對症狀有所警覺而及時就醫，通常預後相當不錯。但是臨床上常發現，患者誤將病徵當作是一般的腳痛、肌肉痛處理，等到腳部發黑才知道就醫，通常治療的結果及預後比較不理想。如果有「一走路腳就痛，而且愈走愈痛」的情形，應及早就醫檢查及治療。

林醫師小叮嚀

## Q27 抽菸對心臟的影響？

一名年僅 38 歲菸齡就超過 20 年的女性，沒有高血壓、糖尿病史，但 20 年來累計至少抽了 15 萬根香菸。某夜因胸痛、冒冷汗被家人送進急診室，經醫師診斷為急性心肌梗塞，緊急進行心導管手術並置放支架，才搶回一命。

在沒有三高等病史前提下，心肌梗塞患者日趨年輕化，可見心肌梗塞不再是年齡的問題。根據 WHO 指出，人類在 21 世紀的八大死因中，就有六個與吸菸或二手菸有關。吸菸所影響的致命疾病除了肺部癌症之外，其次就是缺血性心臟病。

據統計，台灣每年有 2.4 萬人因為菸害而死亡，在所有抽菸相關死亡事件中，有 30% ～ 40% 的案例是由缺血性心臟病所引起。此外，暴露在二手菸的環境中，也會增加冠狀動脈疾病的危險性，二手菸被認定是分佈最廣且有害的室內空氣污染物，已經被 WHO 列為「頭號的致癌物質」。

### 吸菸讓血壓上升
在我們吸入菸霧後，香菸裡的尼古丁（Nicotine）會影響神經系統，導致心跳加速、血管收縮，血壓上升，並且增加高血壓及血管栓塞的機會。

### 減少血液含氧量，增加心臟運作負擔
一氧化碳會減低血液的攜氧力，所以心臟必須更用力，才能將足夠的氧氣送到全身，等於是直接造成心臟的負擔。

### 加速冠狀動脈阻塞
吸菸會讓血液的壞膽固醇 (LDL) 增加，也會讓血液更具黏性，造成血液流動困難，因此非常容易形成斑塊，造成血管堵塞，繼而引發中風及心肌梗塞。

### 導致心血管疾病與癌症
菸草燃燒時，其溫度高達 800°C 至 900°C，不完全燃燒時也有 350°C。一旦菸霧進入呼吸道及肺部時，也夾雜超過 250 種對心血管有害及致癌物質進入體內。

## Q28 更年期女性容易罹患心臟病？

一名 60 多歲婦女因高血壓就醫，抽血檢查後才發現原來是雌激素嚴重不足所致。女性在停經後卵巢分泌雌激素大量減少，影響到血管調控能力，並導致壞膽固醇、血脂升高，容易引發高血壓、中風及心血管疾病。

通常罹患心臟病的患者多數是男性，但其實冠心病並不是「男士的專利」。當女性進入更年期後，引發心臟病的機率更高於男性，而且容易出現非典型的病徵。

### 雌激素下降失去保護功能

有學者指出，女性在 50 歲前發生心臟血管疾病的機率，只佔男性的一半；但 50 歲後開始出現緩慢增加的現象；60 歲以後，發生率與男性不相上下。因為 50 歲前或是停經前的女性，卵巢所分泌的雌激素對女性的心血管有保護作用。

### 雌激素的 4 大功能

❶**防止動脈硬化**：雌激素可以降低體內壞膽固醇的濃度，提昇好膽固醇的濃度，總膽固存則會稍降。停經後，失去這一層保護，若是再加上長期運動不足及肥胖或有糖尿病問題，則更容易加速血管硬化，引起心血管疾病。

❷**促進心臟血流**：雌激素可以刺激心臟肌肉收縮，並提高主動脈血流的流速。可以改善心臟功能，避免心血管栓塞的發生。

❸**減少血管阻力**：雌激素可使血管內細胞產生血管鬆弛性荷爾蒙，降低末稍血管的阻力，間接減少高血壓的發生，達到穩定血壓的效果。

❹**降低凝血因子**：停經後血液的黏稠度會上升，因此很容易形成血栓，若加上高血壓的話，則更易形成腦中風以致半身麻痺。

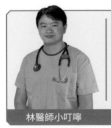

停經後是否要補充雌激素，需視個別狀況做考量，有冠狀動脈性心臟病危險因子的婦女，補充雌激素的效益較好；而乳癌危險因子越多者，補充雌激素反而沒什麼好處。建議停經後的女性可透過飲食（豆製品、山藥等）補充植物性雌激素，較為自然與健康。若有需要額外補充營養品，最好先找專門的醫師檢查、評估。

林醫師小叮嚀

## Q29 吃避孕藥會讓血壓更高？

一名 27 歲女性，某天突然出現左手麻、頸部痠痛的自覺症狀，一開始以為是工作太勞累找人推拿，因情形沒改善而到醫院求診，診斷之後竟然是腦中風。經醫師問診後，懷疑是持續服用一年的口服避孕藥所致。

### 有 10% 女性可能導致高血壓

多數學者都認為，口服避孕藥屬於荷爾蒙製劑，長期服用會造成血壓升高，提高血栓風險的機會。事實上，因為服用避孕藥而導致靜脈血栓的疾病，雖不算常見但也不是偶發問題。

據統計，有 10% 的女性在服用避孕藥後，會出現血壓異常升高的狀況，且服用劑量越大、時間越長，罹患高血壓的機率也越大。更有研究指出，服用避孕藥的 2 到 5 年後，血壓升高的機會比不服藥者提高 2.6 至 5 倍。

### 哪些女性要小心使用避孕藥

目前國內生產的避孕藥雌激素劑量都較低，但如果服用避孕藥的女性，同時患有高血壓、糖尿病、高脂血症，其血液的黏度比一般人高，在服用避孕藥物後，更容易造成心血管疾病。因此為了安全起見，最好改用其他避孕方法。

### 避孕期間注意血壓變化

年輕的育齡婦女基礎血壓都偏低，服藥後若有血壓輕度升高的狀況不容易發現。因此建議在服用避孕藥期間，第一年之內每 2 ～ 3 個月測量 1 次血壓，之後可視情況半年測量 1 次，當血壓超過 140 ／ 90mmHg 時，應立即停藥，改用其他避孕措施。停藥後，有 80% 的人能自然恢復正常血壓。

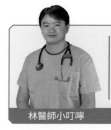

雖然近年來的避孕藥因為劑量低，比起傳統的高劑量的口服避孕藥來說，確實降低了許多心肌梗塞、腦中風的風險。但還是建議民眾在服用前，務必經婦產科醫師評估，確認可排除危險因子後再服用藥物，以免傷身。

林醫師小叮嚀

## Q30 懷孕會造成高血壓？

懷孕時期或合併高血壓疾病，稱為「妊娠高血壓」，大約有 10% 的女性會因為懷孕出現高血壓的症狀，屬於常見的孕期疾病，但不可掉以輕心，它對於孕婦和胎兒的潛在危險性極大。若在懷孕 20 週之後，發生血壓大於 140 ／ 90mmHg 的情況，就屬於妊娠高血壓。

### 妊娠高血壓可分成三種

❶ **妊娠毒血症（子癲前症）**——常發生在懷孕 24 週之後，是妊娠高血壓中最危險的一種。可能會導致母體致痙攣、腦出血、肺水腫、肝出血及腎衰竭等併發症；對胎兒，則可能會造成生長遲滯、血氧不足、早產及胎盤過早剝落等問題。

❷ **慢性高血壓**——常發生在懷孕 20 週之前，約有 1 ～ 5% 的孕婦會發生此症狀。高齡或過重的孕婦比較容易罹患慢性高血壓，如果原本就是慢性高血壓患者的孕婦，在懷孕期間更要特別注意高血壓的問題。

❸ **過渡高血壓**——常發生在懷孕 20 週之後，這是暫時性的高血壓，通常這樣的症狀會在生產約 12 週後恢復正常，因此不需要特別進行藥物治療。

### 高血壓孕婦可以持續服用孕前的藥嗎

高血壓的藥物中有幾種會對胎兒產生不良影響的成分，因此原本就有高血壓的孕婦，在懷孕後一定要馬上告知婦產科或心臟內科醫師，請醫師調整用藥。

其實妊娠高血壓形成的原因至今並沒有確切的論述，其主要病變是由於全身性血管攣縮造成。所以最好的預防方式，就是每一次產前檢查都需要測量血壓及檢查尿蛋白，若能提早發現，就能及早控制與治療。

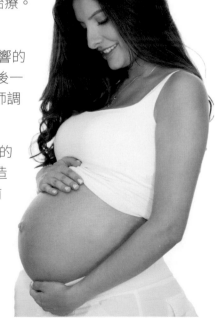

## Q31 睡不好易得心臟病？如何幫助睡眠？

在台灣約有三分之一的人有失眠問題，當我們睡眠不足時，不僅會影響白天的精神與體力，造成工作效率和專注力降低，更會影響內分泌和代謝功能，造成血糖、血壓升高，這些都是導致心臟病的危險因子。

### 睡滿 7 至 8 小時最健康

國內外一直都有研究顯示，睡眠的時間及品質和罹患心血管疾病的機率有密切關係。成人每天最理想的睡眠時間是 7 至 8 小時。然而根據個人體質不同，少部分人所需的睡眠時間較短，但最重要的是要維持睡眠的品質。

根據美國心臟協會（ACC）在 2012 年發表的一份報告指出，每晚睡眠時間少於 6 小時的人，中風或罹患心臟病的機率，比每晚睡 7 至 8 小時的受試者高出 2 倍。

### 做好 5 件事，幫助睡眠

❶**定量運動**：不定量的劇烈運動，反而會造成筋骨酸痛而影響睡眠。

❷**睡前不要做劇烈運動**：劇烈的運動會使大腦生產腦內啡，反而讓精神更好。可做一些簡單的伸展運動，幫助減緩壓力及入眠。

❸**心情放鬆**：工作上的勞動並未必能幫助睡眠。有工作壓力的情況下，更容易造成失眠。可以寫日記、聽柔和音樂、點精油等方式舒緩情緒。

❹**少吃鹽**：研究發垷，吃過量的鹽，會干擾正常睡眠。

❺**避免飢餓**：雖然吃太飽會讓大腦及腸胃在休息時持續運作，影響睡眠品質。但飢餓感也可能造成半夜醒來，中斷睡眠的問題。空腹會睡不著的人，可以在睡前吃香蕉、喝熱牛奶（**熱量控制在 200 大卡以內**）。

---

**如何評估睡眠品質**

●有固定的生理時鐘，早上可以不靠鬧鐘自動醒來，表示睡得好。
●一躺下就馬上睡著，表示身體過度疲累，前一晚沒有睡好。
●白天容易發睏、打盹，表示睡眠不足。

如果長期有失眠（超過一個月）問題，白天精神狀況不好，通勤、會議時經常打盹，甚至出現體力不佳、胃口變差、情緒低落的狀況時，要盡速尋求醫師協助。

守護心臟的生活守則

## Q32 長途飛行需要注意什麼？

乘坐長途飛機時，少則數小時，長則十幾個小時，長時間坐著不動、雙腳彎曲，而且又受到地心吸力影響，恐怕對心臟帶來傷害。

### 可怕的「經濟艙症候群」

只要是長時間坐著、站著或躺著，都可能因為肌肉沒有伸展收縮而發生「經濟艙症候群」。這個疾病恐怖的地方在於，當血栓在深層靜脈形成時，除了腳部水腫以外，外表或許沒有其他症狀，卻可能會造成突如其來的死亡。

### 特定族群搭飛機要小心

經濟艙症候群在一般人身上引發致命併發症的機率較低，但對於老人、有靜脈曲張病史、肥胖、血栓病史、孕婦等，就會產生巨大的威脅。此外，服用避孕藥或服用女性荷爾蒙的人也須特別注意，因為這些藥物會改變血液凝血的功能。

### 勿長時間維持相同姿勢

深層靜脈血栓症，不是只有長途飛行時才會發生，一般人只要長時間坐著、站著，就有很大機率引起這種疾病。最好每隔 30 分鐘至 1 小時要稍微起身走動，或是做些伸展運動，促進下肢肌肉收縮，幫助身體血液循環。（圖 1）

---

**「經濟艙症候群」**

因為腿部活動減少、血流變慢，於是血塊在小腿的靜脈中形成。一旦開始走動，這些血塊便開始在體內游走，如果不幸到達肺部或心臟造成堵塞，就會引起呼吸困難或胸痛，甚至死亡。由於經濟艙乘客比商務、頭等艙乘客，更容易出現此疾病，因而得名。

---

**圖1 預防經濟艙症候群：**

❶ 穿著輕便寬鬆的服裝，腰帶放鬆一點，讓身體可以適當舒展。

❷ 至少每隔 2 小時走動、伸展、變換姿勢。

❸ 可以穿彈性襪來預防

❹ 由於機艙內空氣乾燥，喝酒會有利尿作用，容易造成脫水，使血液黏稠度增加，因此建議多喝白開水就好。

❺ 每小時進行 3～5 分鐘的腹式深呼吸，有助於將足夠的氧氣輸入血液中。

❻ 有抽菸習慣的人也是容易發生血栓的高危險群，最好戒菸。

## Q33 養心從生活開始，NEWSTART 新起點是什麼？

健康並不是偶然的，而是遵循規律及良好的生活習慣所建立的。疾病也不是偶然的，往往是不當飲食和不正常的生活作息所造成的。新起點健康生活型態（NEWSTART Lifestyle）正是能夠全方位打造健康生活的實踐良方。

NEWSTART 新起點是由八個健康原則所組成：Nutrition（均衡營養）、持久運動（Exercise）、Water（補充飲水）、Sunlight（適度陽光）、Temperance（節制生活）、Air（清新空氣）、Rest（身心休息）、Trust（信靠）。

### 遵循新起點，長壽又健康

2005 年 11 月號《國家地理雜誌》一篇專文探討全球最長壽的三大族群，其中之一就是位於美國南加州羅馬琳達市的許多基督教復臨教會信徒，其生活型態及飲食習慣完全符合新起點八大原則，在在證實了唯有身心靈合一的生活，才是使人遠離疾病，保持身心清爽的法則。此項新起點生活方式課程已隨著教會醫院體系在日本、韓國及台灣等亞洲地區展開。

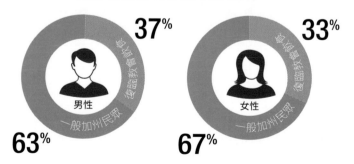

### 冠狀動脈心臟病發生率

**37%** 復臨教會飲食

男性

一般加州民眾

**63%**

**33%** 復臨教會飲食

女性

一般加州民眾

**67%**

遵行復臨教會健康原則的加州教友，比起鄰近的加州居民，得到冠狀動脈心臟病的機率減少了一半。

## 均衡營養 Nutrition

NEWSTART 著重「四無一高」飲食原則：無提煉油、無蛋、無精製糖、無奶及高纖維，並強調應多選用原形食物，避免精緻加工食品、高溫油炸料理，別過度倚賴濃縮保健食品。有慢性心血管疾病的人，應避免食用紅肉、動物內臟及精製提煉油脂，以免膽固醇加速堆積，成為腦血管、心臟運作的隱形殺手。而鎂、鉀元素可以保護心臟細胞防止動脈硬化，建議從黃豆、紅豆、蕎麥、海帶、菠菜、香蕉、蘋果中多攝取此元素。根據哈佛大學研究顯示，每天增加 5 公克的纖維攝取量，得到冠狀動脈心臟病的機會就會下降 37%，因為高纖食物通常脂肪、熱量都很低，完全符合預防心血管疾病的飲食標準。

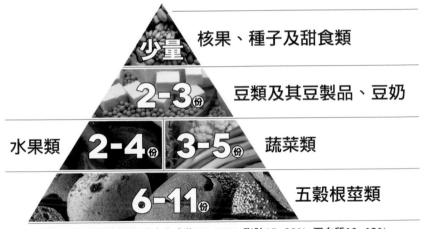

少量　核果、種子及甜食類

2-3份　豆類及其豆製品、豆奶

水果類　2-4份　3-5份　蔬菜類

6-11份　五穀根莖類

建議每日攝取熱量來源：碳水化合物65~75%. 脂肪15~20%. 蛋白質10~12%

## 持久運動 Exercise

現代人因工作繁忙，如果要選擇每天最重要的十件事情，第一個被排除的可能就是運動。適度運動是保護心臟最好的護身符，有效的運動會促使大腦分泌一種嗎啡荷爾蒙，可以使人心情愉悅，放鬆肌肉緊繃感。但是心臟病患者則應避免高衝擊性運動（舉重、長跑、晨泳等），有不少心因性猝死的案例是在健身房跑步或路跑活動中發生，所以運動前應該先與醫師、運動教練討論過，選擇出適合自己體能的運動。在每一次運動前，務必要做好暖身，並採循序漸進的方式進行。

## 充足飲水 Water

人體中有 60% ～ 70% 的水分，氧氣、養分、礦物質，各種特殊蛋白質及廢物都需要靠水來運送，所以喝水不單是為了解渴，更重要是為排毒、活化細胞組織。

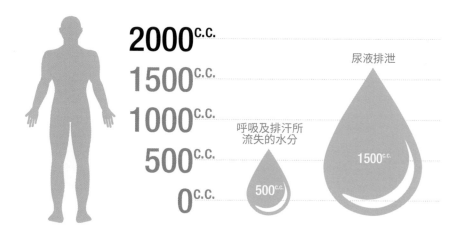

**2000**c.c.
**1500**c.c.
**1000**c.c.
**500**c.c.
**0**c.c.

尿液排泄

呼吸及排汗所
流失的水分

1500c.c.

500c.c.

一般人每日所需攝水量約為 2,000cc，但仍要視生活作息有所增加，特別是現代人一旦飲用含咖啡因或酒精類刺激性飲料時，更應補充一杯白開水，因為含咖啡因的飲料屬於利尿劑的一種，會加速體內水分排出。

在減重過程中，「水」亦扮演關鍵要素，燃燒脂肪需要水分，缺水將使脂肪燃燒過程減慢，適時適量地飲水是保持健康的重要方式，短時間大量灌水反而會使身體無法吸收，多餘的水分會變成尿液排出體外，並造成腎臟負擔，嚴重一點甚至會導致水中毒！正確的補充水分原則是少量、多次、小口飲用。年長者常擔心夜晚頻尿，晚飯後就不喝水，這樣會大大增加半夜心肌梗塞及尿路結石的風險，建議年長者應養成固定喝水習慣，晨起、餐前及睡前一小時都能適當補充白開水，心臟及腎臟疾病患者則建議請教醫師每天適合的飲水量。

## 適度陽光 Sunlight

有人說，陽光是上帝賜給人類最天然的禮物；研究顯示，亞熱帶地區在每日上午 10 點前或下午 4 點後照射陽光 15 分鐘，可以得到充足的維生素 D，能夠幫助人體吸收鈣質，進而預防骨質疏鬆及兒童近視，並讓身體產生抑制癌細胞抗體。適度曝曬在陽光下，可以透過陽光中的紫外線達到消毒殺菌的功能，亦可以幫助憂鬱症及失智症患者，甚至食慾不振的症狀也可以獲得改善，因為當少量的紫外線進入人體後，會釋放出活性物質組織胺，可以增加血管擴張增強血管通透性，能保護並幫助高血壓患者穩定數值。

## 節制生活 Temperance

因著工作和壓力因素，抽菸、喝酒、熬夜已成為上班族為紓解忙碌生活的理由。

任何會成癮的事物都是我們當警醒的，即使是時下生活不可或缺的網際網路，使用上都需要節制，不然所造成的危害不僅影響健康，更損害人際關係與社會認知能力。

節制生活需要靠個人意志力及群體力量教育，有些人只偏好固定的食物，導致營養偏差疾病叢生，沒有法律會去規範個人的生活習慣，但是臨床數據證明，很多心血管疾病患者都是因為不當且不節制的生活習慣造成，正如同聖經中所說：「溫柔、節制。這樣的事沒有律法禁止。」節制生活看似抽象，但是影響卻很具體，更是對自己負責的一種生活態度。

## 清新空氣 Air

清新空氣是人類維持生命品質重要的元素之一，世界衛生組織更將空氣汙染列為影響全球死亡人口的主要風險因素之一，研究人員發現，空氣中的懸浮微粒每增加 10mcg，因嚴重心臟問題（**心臟病或急性冠狀動脈症候群**）而住院的人數就增加 3%，相對在全世界空氣污最嚴重的印度加德滿都，心肺疾病患者亦遠高於世界其他地區。

許多人睡覺時因隱私問題或怕冷，往往會緊閉門窗導致空氣不流通，長期下來會導致呼吸道問題。上班族長期在室內循環空氣的冷氣間工作，加上工作壓力與事務機器排放的粉塵廢氣，普遍出現「慢性缺氧症候群」現象，最大的表徵就是易感疲勞、肩頸痠痛、偏頭痛，這些現象都會讓人誤以為是其他病症而胡亂用藥。建議上班族假日應儘量往郊外活動，吸收足夠芬多精（Phytoncide），具有安眠、抗焦慮及鎮痛效果，對人體中樞神經及呼吸系統有很大的幫助，血液中的免疫球蛋白也會增加，遠勝過在室內裝置空氣清淨機或芳香劑。

## 身心休息 Rest

有句廣告詞說到：「別讓今天的疲勞成為明天的負擔。」這真是貼切地形容現代人勞心勞力的警語。「休息不夠」所導致的心臟疾病成為近幾年許多企業成功人士猝死的主要原因。睡眠主要的功能就是修復身體在白天消耗的疲勞，同時刺激細胞活化增強免疫力，所以經常睡不夠或睡不好的人，特別容易感冒或引發口角炎，長期下來會增加心臟病風險。根據統計，死亡率最低的睡眠長度為 7 小時。

台灣睡眠醫學會於 2015 年調查發現，台灣每 5 人就有 1 人有失眠困擾，且隨年齡越大、失眠比率越高。長期失眠對於心血管疾病患者（**尤其年長患者**）來說是致命殺手，長期失眠不僅容易導致疲倦感加重，出現易怒、沮喪等情緒；更會讓血

壓難以控制，使心血管疾病更為惡化，甚至增加心肌梗塞、中風的發生風險。平常應避免白天飲用刺激性飲料（如咖啡、茶）及養成午睡習慣，並配合適當運動，晚上洗完澡後睡前的 2 小時，做簡單的伸展運動或 100 下的前後擺手活動，長期仍未改善者應就醫尋求幫助。

## 信靠 Trust

「信靠」是人出生時第一種學到的求生本能，NEWSTART 健康生活方式有了信靠才能恆久，空有健康的身軀沒有平安喜樂的信靠，一旦生活中遇到挑戰或身體出現重大警訊時，便會因軟弱而病急亂投醫。我們會用科學、醫學、經濟學等人為方式來處理各種挑戰，但任何事情都可能有人也做不到的！所以《聖經》約伯記寫到：「你要認識神，就有平安，福氣也必臨到你。」

信仰使人謙卑、行義並存盼望，懂得信靠的人，在患難中也是歡歡喜喜的，因為知道患難生忍耐，忍耐生老練，老練生盼望。

美國有三分之二的醫學院開設心靈醫學的課程，因為多數人在疾病痛苦中，會需要藉由祈禱使心靈更平靜、增強信心，也可以藉此幫助醫病關係的建立，有助於疾病的復原。

「人若賺得了全世界，賠上自己的生命，有甚麼益處呢？人還能拿甚麼換生命呢？」（馬太福音 16：26）遵循新起點八大原則，活到老並不稀奇，活得好才是關鍵，透過 NEWSTART，重新讓自己做身體的主人。

守護心臟的生活守則

## Q34 心病跟心臟有關？

你可能不知道，罹患心臟病的機率和心情、性格也有關。心情憂鬱的人，血小板比較容易凝結、形成血栓。長期憂鬱、焦慮的人通常會有免疫系統、內分泌失調、交感神經過度興奮的問題，這同樣也會造成心血管疾病的發生。

### 喪偶者心臟病發機率增 14 倍

根據研究發現，失去摯愛或親人的人（**特別是老年人**），他們在當天罹患心臟病的風險，比一般人高出 14 倍，一個星期後則變為 6 倍。而喪偶後得到心臟病或中風的風險的危險期，更可長達 1 個月。

### 脾氣不好心臟也不好

焦慮、憤怒時的生理反應，跟心肌梗塞病發所發生訊號和變化很像。當情緒越激動，呼吸加重、心跳過快、血壓升高等反應就越厲害，嚴重時甚至會引發生心絞痛、心肌梗塞的狀況。也有研究指出，暴怒後的 2 小時內，心臟病發的風險比一般人高出 5 倍，所以凡事不要太「操煩」，要學習控制情緒。

### A 型人格容易罹患心臟病

所謂 A 型性格並不是指血型的 A 型，而是指個性急躁、非常積極的人。因此，A 型人在事業上創造成功的機會很大，但也因為個性使然，他們比一般人更容易得到冠狀動脈疾病。然而，A 型人雖然容易生病，但也因為性格關係，他們的癒後效果反而比較好，因為這種人的意志力強，通常能完全配合醫師的叮嚀。

### 盛怒時運動易引發心臟病

根據一項加拿大研究指出，當人們在生氣、憤怒、壓力大時做激烈運動，一小時內心臟病發的風險是平時的 3 倍。因此，當我們在預防心血管疾病時，除了要養成良好的生活習慣以外，最好能保持樂觀的心態、多和人接觸，透過與人群相處得到精神的解放，時時調整自己的心態，讓心情美麗，心臟才會健康。

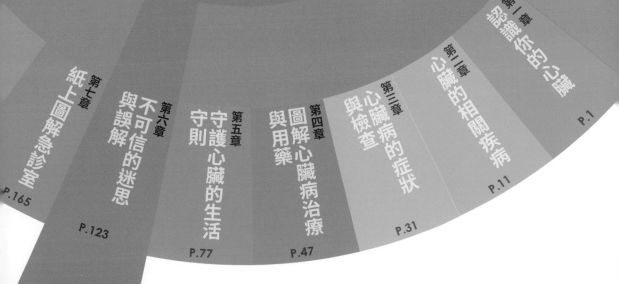

第六章
# 不可信的迷思
# 與誤解

# Q1 心臟跳太快會「減壽」嗎？

> **Q** 聽說心跳過快會減短壽命，是真的嗎？
>
> **A** 不完全正確。並非所有心搏過快都會對心臟造成損耗，正常情況所引起的心搏過快，往往在休息後可以恢復正常，但如果伴隨著現心悸、頭暈的狀況出現，且經休息後仍未改善，就必須到醫院檢查。不正常的心搏過快，在接受適當的治療及改善生活習慣後，可以獲得良好的治癒效果，但如果患者對疾病置之不理，也不配合醫囑治療，讓心臟長期處於高強度的工作中，則器官的損耗當然可以預見。

一般而言，靜止時的心跳率（resting heart rate）正常值應介於一分鐘 60～100 下，若超過每分鐘 100 下，則屬於心跳過快。造成心跳過快的原因有以下三種，民眾可以自我檢視自己的狀況，如果屬於致命型的狀況，請務必配合醫師做治療。

## (一) 正常心跳快

因為運動、情緒（緊張、興奮、生氣、壓力等）或天氣太冷太熱所引起的心跳過快，都是屬於正常反應。有些人因為服用一些慢性病藥物，或吃了含有咖啡因的食物（咖啡、茶、巧克力）也會出現這樣的問題，但這些狀況都不會對心臟造成太多的損耗，也不會對身體造成致命的危險。

## (二) 非心臟疾病引起心跳快

非心臟疾病所引起的心跳快，通常是因為病毒或細菌感染所造成，例如感冒、發燒等，或因為某些疾病（肺炎、哮喘、甲狀腺機能亢進等）所引起。尤其是甲狀腺機能亢進的患者，容易有心悸的問題，一旦長期心跳過速，容易造成心臟負荷增加，導致心臟衰竭，嚴重者恐致命，因此建議甲狀腺機能亢進者，一旦發現罹病應儘快治療，並好好配合醫囑，切勿輕忽。

## (三) 心臟疾病引起心跳快

心律不整是最常引起心悸問題的心臟病，而不同類型的心律不整也有程度上的差異。輕微的心律不整（心房或心室早期收縮）只要適時使用藥物即可改善；但如果是心房顫動的心律不整，就有腦中風的風險；最嚴重的是由心室頻脈或心室顫動所造的心律不整，這是可能會致命的類型，患者務必慎重看待。

另外也有某些心臟疾病（**心肌炎、心包炎、高血壓性心臟病、二尖瓣膜閉鎖不全等**）會引起心跳加快的問題，當動脈導管閉鎖不全，造成室間隔缺損回流量增多時，就會增加心臟的負荷，導致心室肥大引起心動過速。患者必須定期回診追蹤，並積極介入治療，以降低心臟病發風險。

**避免這些狀況讓增加心臟負擔**

| | |
|---|---|
| **❶熬夜、過勞** | 經常熬夜容易讓交感神經系統長時間處於興奮狀態，導致心臟負擔過大，心率增快的狀況。尤其更應該避免熬夜加班，或進行深夜會議，熬夜加上精神的壓力，會加速對身體的迫害，嚴重者甚至會引發心律失常或猝死。 |
| **❷發脾氣** | 發怒時身體會大量釋放腎上腺素及正甲腎上腺素，會導致心跳快速、血壓飆升、冠狀動脈血管痙攣等狀況。有的人脾氣來得快去也快，可以在短時間內恢復正常心跳。但如果不具備這種調節能力，就必須時時提醒自己保持好心情，別太容易受外在事物影響。 |
| **❸吃飯太快** | 人在吃飯時，心臟的工作狀態會加大約 8% ～ 10%，因此在用餐時必須特別注意進食速度及份量，以保持心率和心肌的耗氧量維持在安全範圍，避免造成不適。 |
| **❹吸菸及過量飲酒** | 吸菸與飲酒都會讓心跳在段時間內突然加快，而且，大部分的心臟慢性病都和菸酒有關，建議最好戒除這兩個習慣。 |
| **❺肥胖** | 當因為缺乏運動而變胖時，也會導致心率加快的問題產生。心臟肌肉在缺乏鍛鍊的情況下，必須使更多力才能將血液順利打到全身，而變胖的身軀對血的需求量也會變多，最後就導致心跳變快。 |
| **❻刺激性事件** | 冬天的寒冷、早晨的鬧鈴、濃茶的刺激、狂歡作樂時的情緒刺激等狀況，都會使心率加快，給心臟帶來負擔。對心律健康人而言，這些刺激在短期內的影響並不明顯，但對有罹患疾病（**高血壓、心臟病**）的人來說，每一次刺激都是對心臟造成挑戰。 |

## Q2 治療心血管的藥，要吃一輩子嗎？

**Q** 醫生，我吃治療心血管的藥要吃一輩子嗎？

**A** 基本上是的。心血管疾病屬於慢性病，需要長期吃藥控制，但依照不同類型的疾病而稍有不同，例如輕微心律不整的患者，只需要在症狀發作時服藥即可。但若是三高的患者就比較難脫離藥物生活，因為三高對身體各項器官都有可能造成損害及引發併發症，除非患者能確實改善生活習慣及控管飲食，將病情控制好，就有可能達到停藥標準。

大多數的心臟問題，基本上就是心臟老化的過程，這些疾病只能控制，無法治癒，因此需要靠長期服用藥物來控制疾病惡化。尤其是罹患三高的患者，除了按時服藥以外，還要比一般人有更多的堅持及耐心，努力戒除長期累積下來的壞習慣，並且嚴格控管飲食，才有可能逐漸減藥或達到停藥的標準。

### 想減藥量從控制三高開始
根據衛生福利部統計，2016 年國人十大死因前三名就包括了心臟疾病和腦血管疾病，僅次於惡性腫瘤。（**圖1**）相較於惡性腫瘤，心血管疾病具有較多明確且可治療的風險因子，其中三高就是非常重要而且可控制好的，當人體長期處在三高的狀態下，對各個主要器官都會產生很多不可逆的傷害，如心絞痛、心臟衰竭、心肌梗塞、腦中風等疾病。因此，積極地控制三高，最主要的目的就是降低未來數年內發生心肌梗塞、腦中風等疾病的機率。

### 什麼樣的人有可能減少藥量
以高血壓為例，我們可以從造成高血壓的原因來探討。家族遺傳或血管動脈硬化，所造成的高血壓比較難以改變；但如果是因為過多的鹽分攝取、肥胖、抽菸、緊張焦慮、藥物等因素，就比較容易透過改善習慣去控制，甚至移除病情。當患者致力於養成良好生活習慣（**運動、戒菸、控制飲食**）後，血壓就能夠穩定下來，當然服用的藥物就有可能慢慢減量。

### 除了服藥還要長期監控
人體會順應外在環境而產生變化，尤其對心血管患者而言更是如此。舉例來說，我們的血壓會受到天氣或運動而產生波動，運動尚在患者本身可控制的範圍內，

但天氣的變化就很難掌握，如果這時只服用的平常的藥量，也未必能控制住血壓。還必須時時紀錄自己的病情，以便讓醫師對症調配藥劑，才能將病情控制在最佳狀態內。

## 改善生活習慣是控制病情的方式

對於高血壓、高血糖和高血脂的治療，可以分為生活型態調整（**健康飲食、規律運動、減重及戒菸**）和藥物治療，這兩者理應雙管齊下。曾經有患者的情況是一天必須服用兩種高血壓藥，血壓也只能控制在 140mmHg 上下，但藉由每天持續的運動，並搭配「三少一多」的飲食原則及正常的作息。一年下來成功減重十多公斤，血壓也降到 120mmHg，到最後甚至完全不需服用任何降壓藥。

## 切勿自行決定減藥、停藥

即使因為改善生活而讓血壓穩定了，還是要定時定量服藥，因為有吃藥就是顧一天，隔天不吃就不會有藥物效果，千萬不可以自我評估，覺得狀況變好了就擅自停藥。如果能夠遠離藥物並保有健康的身體當然是最好，但是切勿因為害怕吃藥而造成疾病惡化。

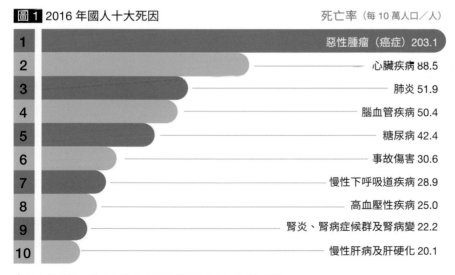

**圖1** 2016 年國人十大死因　　　　　　　　死亡率（每 10 萬人口／人）

| | |
|---|---|
| 1 | 惡性腫瘤（癌症）203.1 |
| 2 | 心臟疾病 88.5 |
| 3 | 肺炎 51.9 |
| 4 | 腦血管疾病 50.4 |
| 5 | 糖尿病 42.4 |
| 6 | 事故傷害 30.6 |
| 7 | 慢性下呼吸道疾病 28.9 |
| 8 | 高血壓性疾病 25.0 |
| 9 | 腎炎、腎病症候群及腎病變 22.2 |
| 10 | 慢性肝病及肝硬化 20.1 |

與去年相較，僅腦血管疾病與肺炎順位對調，其餘不變。

## **Q3** 心臟病一定有症狀？

一名 17 歲的謝姓男同學，某一天在學校和與同學進行「3 對 3 鬥牛」時，突然昏倒休克，經送醫急救後仍宣告不治。經檢方調查後，判定為心因性猝死。該名男同學並無任何重大疾病，也和其他同齡孩子一樣活潑健壯，因此當家屬接獲消息時真是感到既錯愕又難過。

**Q** 有些人在心臟病發前甚至都不知道自己有心臟病，罹患心臟病平常真的會一定會有症狀嗎？

**A** 不一定。但其實許多患者在心臟病發作前大多是有徵兆的，只是不一定是典型症狀，所以很容易被忽略。

呼籲民眾平時就應多注意身體的警訊，一旦有以下自覺症狀出現，一定要儘速到院檢查。

### ㈠ 胸悶、胸痛、痠痛

若你突然覺得胸口像被重石壓住，或像被掐住感覺時，一定要立即就醫檢查。而非典型的心臟病症狀，就會以痠痛、抽痛或胸部肌肉拉傷般的酸痛感表現。

### ㈡ 心臟附近有轉移性疼痛

當胸口的疼痛感似乎往上、往左或往背後轉移及擴散，甚至感覺到左手臂、下巴、肩膀、耳朵、牙齦、頸部等部位有明顯的疼痛時，務必立即就醫檢查。

### ㈢ 上腹疼痛、腹脹消化不良、噁心嘔吐

一般而言，上腹痛、腸胃不適及噁心嘔吐並非心臟病發作所引起，但若是突發症狀，且不像腸胃感染的狀況，也沒有吃不乾淨的東西時，就須特別留意是不是心臟有問題。

### ㈣ 呼吸不順、呼吸急促、喘不過氣、頭暈眼花

當心臟供血不足時，就會導致人感覺呼吸困難、頭暈眼花，但這些症狀往往被誤認為是腦部疾病，因此錯失治療時機。

### ㈤ 腳踝、腳盤腫脹、全身水腫

心臟疾病的水腫，一般會從下肢小腿、腳踝、腳盤開始，因為重力及心臟功

能變差的關係，導致下肢血液無法帶回心臟，滯留在腳部。

## (六) 脈搏異常、心悸

心臟疾病（**例如心律不整或甚至心肌梗塞**）引起脈搏紊亂異常、心搏過慢、過速或不規則是常見的現象。這種心悸通常只持續幾秒鐘甚至幾分鐘，若持續較長較久則會感到暈眩或暈厥。

## (七) 極度疲勞及虛弱

持續幾天的疲勞或無力另一個非常容易被忽視的心臟病發作徵兆。如果平常體力、精神很好的你，突然覺得很疲勞無力，就要多加留心有無其他心臟病的自覺症狀，如果有就要盡速就診。

## (八) 失眠、焦慮

有心臟疾病的患者常常提及，病發前會有失眠或感到焦慮、恐懼等狀況出現。常常會感到不安、神經質及容易緊張，甚至容易生氣情緒容易波動。

## (九) 類似流感症狀

如果沒有合併發燒等其他流感症狀，又或者有持續性的氣喘、久咳等症狀，就有可能是心臟疾病的徵象。

### 就診前先準備好問診的答案

一旦發現有心臟病自覺症狀，準備到醫院就診時，請先準備好以下問題的答案，以便讓醫生可以得到更足夠的資訊。

- ●有哪些自覺症狀
- ●症狀出現的時間及頻率
- ●過去是否罹患重大疾病
- ●目前是否有任何疾病或正在服用的藥物
- ●是否有心臟病家族史
- ●曾接受過一般健檢或詳細的全身健檢
- ●是否接受過心臟病治療
- ●有無抽菸、飲酒
- ●平常運動、飲食習慣、生活作息等相關內容

### 心臟病發作的徵兆

**典型症狀：**

胸口有壓迫感
疼痛延伸到肩膀、頸部、手臂
輕微的頭痛、暈厥、心悸、呼吸急促
疼痛持續超過 15 分鐘以上

**非典型徵兆：**

胸痛（反射性左肩痛）
胃痛或腹痛（或腹瀉）
噁心、嘔吐
無法解釋的焦慮、虛弱或疲勞
盜汗或臉色蒼白

## Q4 健檢中心推薦的高價心血管檢查，有需要做嗎？

> Ｑ 雖然知道預防是戰勝疾病的第一步，但健檢中心推薦的詳細心血管檢查價格高昂，那些篩檢一定都要做嗎？
>
> Ａ 視個人情況而定。建議民眾在健檢前，可以先和醫師討論，依照個人不同的症狀情況選擇適合的項目做檢查，才能及早診斷並省下不必要的花費。

隨著醫學的突飛猛進，也漸漸提升了民眾對健康的重視，「預防勝於治療」的健康觀念日益普及，讓各大醫院、健檢診所的健檢方案如雨後春筍一般出現。民眾往往在五花八門的心血管健診方案中無所適從，如果整套檢查都做則要價不斐，但如果要從中挑選項目檢查，又不知道該如何抉擇。

建議民眾在選擇檢查項目時，特別是在決定花大錢採取行動前，要針對個人狀況去考量，每種檢查都有其對應的檢查意義，也各有罩門和風險，千萬不要以為「貴就是好」，或因友人介紹而心動。

### 健康檢查的目的是「篩檢冠狀動脈疾病」

心臟健康檢查最主要的目的乃是「篩檢冠狀動脈疾病」，是為了針對那些外表健康，看似無明顯症狀的民眾做檢查，以便於能早期發現冠狀動脈的高危險族群，並能做進一步的檢查。但果是您是心臟病的高危險族群（圖1），則可以有更針對性的選擇。心臟檢查的項目眾多，建議民眾先比較這些檢查的優缺點，評估是否願意承擔這些檢查的風險，再決定選哪個檢查。

**各種心血管檢查的優缺點**

| 檢查項目 | 檢查目的 | 優點 | 缺點 |
|---|---|---|---|
| 運動心電圖 | 一邊給心臟負荷，一邊紀錄心臟活動時心肌缺氧的可能性。 | 無輻射、檢查時間短、費用便宜 | 骨骼不好、不能跑步的人無法做 |
| 心電圖或24小時心電圖 | 可以連續監測24小時，當患者有不適症狀時按下機器按鈕，便可記錄發作前後的30秒狀況，形成一個短暫完整的心電圖記錄。 | 無輻射、安全無副作用 | 此檢查常受限於時間地點的影響，不一定能找到心律不整的問題。 |
| 心臟超音波 | 心臟血管內 血流方向及流速、心臟瓣膜運作功能及結構是否缺損，可初步評估心臟功能及疾病 | 無輻射，非侵入性且可馬上直接看到心臟收縮即時影像 | 無法直接看出血管阻塞與否，圖像的判讀依據不同的技術及專業而有差異。 |
| 核醫心肌灌注掃描 | 可以精準偵測心臟肌肉是否有缺氧的問題 | 準確性較高些，約八成 | 會注射同位素藥劑，所以檢查後要多喝水，孕婦不適合。 |
| 冠狀動脈斷層掃描血管攝影 | 可以利用重組讓心血管的影像更精準呈現 | 準確度高達95%以上，且不具侵入性。若檢查沒有問題，就不必受心導管等侵入性檢查之苦 | 有輻射，須自費。 |
| 頸動脈超音波 | 可以觀察頸動脈有無狹窄及內膜厚度。 | 非侵入性，安全、方便 | 只能侷限在頸動脈有無硬化阻塞等，檢查不到腦內血管的硬化或斑塊。 |
| 心導管又稱冠狀動脈血管攝影 | 在X光下照像可清楚顯現冠狀動脈走向，及血液流動與阻塞狹窄情形。 | 可直接看到檢查部位，且一旦檢查發現問題，可一併治療。 | 有輻射，為侵入式檢查；當醫生高度懷疑，或要合併治療、放置支架時，才考慮使用。 |

**圖1 自我簡易篩檢**

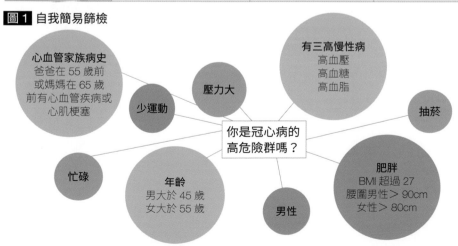

心血管家族病史
爸爸在55歲前或媽媽在65歲前有心血管疾病或心肌梗塞

少運動

壓力大

有三高慢性病
高血壓
高血糖
高血脂

抽菸

你是冠心病的高危險群嗎？

忙碌

年齡
男大於45歲
女大於55歲

男性

肥胖
BMI超過27
腰圍男性＞90cm
女性＞80cm

不可信的迷思與誤解

131

# Q5 心臟病患不能運動嗎？

**Q** 有些心臟病患運動後反而心臟不舒服，是不是因為運動反而讓心臟造成負擔？

**A** 錯。適度的運動是保護心臟的最好的護身符，運動可以增加肌力、肺活量，減緩心臟病惡化，亦可改善高血壓、糖尿病等併發症，好處多多。心臟病患者需要注意的是運動的強度，而非不能運動。

保護心臟有 4 大關鍵：戒菸、減肥、規律運動及維持健康飲食，尤其是對於有三高、心臟病的患者來說，改善生活的四大關鍵缺一不可。不過，運動雖然可以幫助心臟有活力，但對於有心血管疾病、高血壓或肥胖族群來說，應該避免進行高衝擊運動（如舉重、爬樓梯、仰臥起坐等），以免瞬間增加心跳量的運動，增加血壓爆衝的危險。

## 「個人化運動處方簽」讓長者護心更安全
此外，應該依照其身體狀況擬定一份「個人化運動處方簽」，針對年長者肌力衰弱及關節退化老化等問題，設計一些強度與頻率都較低的運動。老人一旦發生運動傷害跌倒骨折受傷，更會提高併發症及死亡風險，未得其利反受其害，因此年長者的運動安全千萬要注意。

## 健走運動，護心又減重
健走不僅可保護心臟，更能降低疾病風險與憂鬱情緒。對於平時沒有運動習慣的心臟病患者來說，從事護心運動最好從中低強度的運動開始，如快走、慢跑、太極拳等開始，在運動時要隨時注意心跳反應，等狀況穩定後，再逐漸增加運動量。

## 運動要適度，並不是越激烈越有效
有心血管疾病者應該避免進行一些高強度的運動，例如啞鈴、舉重等重量訓練，因為瞬間的劇烈運動，反而有可能使心臟負荷突然增加造成心臟病發作的機率大增，造成生命危險。如果認為體力可以負擔這樣的運動量，也要經過醫師評估同意後再進行，並在專業健身教練指導下循序漸進鍛鍊較為妥當。

此外，運動前最好有做足夠的暖身，如未暖身而直接衝百米、跑步、跳水等，即

使是一般的健康民眾，也有可能因此引發急性心臟病的危險。因此運動前的暖身非常重要，讓身體及心臟能逐漸適應運動帶來的變化才比較安全。

**健康運動五要素**

OPTION
**01**

運動種類
依照強度分為輕度、中度、重度、有氧運動。

OPTION
**02**

運動強度
凡是運動時心跳較快、影響呼吸速率較高、能量消耗較大、運動較吃力，即表示運動較激烈、運動強度較高。（見 P.93）

OPTION
**03**

運動評估
根據心跳率去尋找最適合自己的運動。一般運動強度的建議是在最大心跳數的 60% ～ 90% 的範圍。
計算自己的最大心跳率＝【220－年齡】（以 1 分鐘為單位）
以一個 30 歲的病人為例，他的最大心跳數為每分鐘 190 次，若要達到運動處方建議的運動量，他的心跳數應介於每分鐘 114 ～ 171 次之間。

OPTION
**04**

運動頻率
決定好運動強度後，依此強度持續運動多長時間，即稱為運動持續時間，最少每次連續進行 15 ～ 20 分鐘，理想的運動時間是 45 ～ 60 分鐘。

OPTION
**05**

運動進展速率
根據個人的身體健康狀況與可運用的時間，分階段循序漸進，提升運動訓練進展速度，漸漸提高體能狀態。

## Q6 常常感覺胸痛、吸不到空氣，我有心臟病嗎？

> ❓ 經常感到胸悶、胸痛，甚至有時候好像不能呼吸，喘不過氣，這樣是心臟病發作嗎？
>
> 🅐 有可能。這些惱人的毛病是心臟病的典型症狀，但也有可能是因為壓力、熬夜、胃食道逆流所造成的，建議民眾一旦發現這樣的症狀，唯有小題大作，盡快到醫院做檢查，才能確保解除身體危機。

造成胸悶、胸痛的原因有很多，常見的是一些小問題如精神（**壓力、焦慮、恐慌**）與腸胃問題（**胃食道逆流**）所引起，也可能跟不良生活習慣（**熬夜、抽菸**）有關，或是一些原有疾病如氣喘、過敏、腫瘤、等有關。但若要找出正確的原因，還需要經過醫生鑑別診斷。

### 一般胸悶胸痛的原因

**❶ 過度換氣症候群**：是指病因不明所導致的過度換氣現象，大約有 50% 有恐慌症的人可能會有這樣的症狀。過度換氣通常是由於壓力所造成，常發生於有課業壓力的學生，或生理期前後容易焦躁不安的人身上。

**❷ 氣喘或過敏**：有氣喘或過敏性疾病的人，容易引起的胸悶的症狀，其中又以年輕人居多，因為老人家多半在年輕時已被診斷出來，病情控制佳，較不會因氣喘引起胸悶。

**❸ 自律神經失調、胃食道逆流**：熬夜或睡眠不足容易導致自律神經失調；而吃消夜或飲食不正常、BMI 值過高的人，可能引起胃食道逆流，進而導致胸悶。

**❹ 抽菸引發**：香菸裡含有數十種化學物質會進入體內，刺激呼吸道粘膜，容易造成呼吸不順進而引起胸悶症狀。身材單薄的人，先天的肺泡壁結構也可能較一般人薄，如果有抽菸的習慣，又加上猛力叫喊、歡呼等情緒時，瞬間壓力易致肺泡破裂，造成自發性氣胸悶痛。

### 小心致命的胸痛發生

胸悶胸痛最嚴重後果就是造成致命性傷害，這是由於患者本身有心臟疾病而不自知，以下介紹三種會造成致命性的胸悶的疾病：

**❶心肌梗塞**：一般這樣的患者除了感到胸前有強烈的壓迫感以外，常會有疼痛轉移到左肩、下巴、手臂（見 P. 36），可能伴隨喘、噁心感或冒冷汗的症狀。

**❷主動脈剝離**：主動脈是人體最大的血管，從心臟出發，到胸腔上半部轉彎再往下延伸。當主動脈剝離時，患者會感到強烈的撕痛感，這種疼痛會從胸口一直延伸到背部。有五分之一的人會因為血液到不了腦部而立刻昏倒。

**❸肺栓塞**：這種症狀通常是因為下肢產生的血塊回流到肺部，堵塞了肺部血管所導致。有 40% 因為心肌梗塞死亡的病人，解剖後才發現是肺栓塞。雖然一般民眾不常聽見到這種疾病，但卻是常見死因。

### 胸痛應掛急診的高危險群

符合以下條件的人，一旦出現胸痛症狀，必須立刻掛急診：

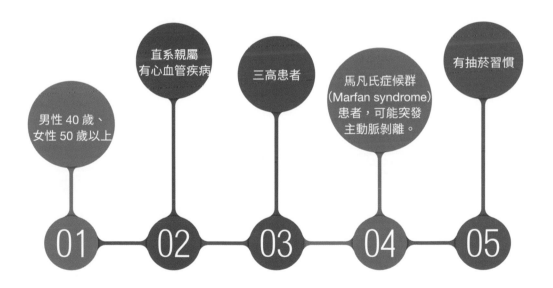

直系親屬
有心血管疾病

三高患者

馬凡氏症候群
(Marfan syndrome)
患者，可能突發
主動脈剝離。

有抽菸習慣

男性 40 歲、
女性 50 歲以上

01　02　03　04　05

不可信的迷思與誤解

## Q7 上下樓梯心臟痛，是心臟病徵兆？

> Q 我平常都好好的，但爬樓梯時突然會喘或胸口會悶，是心臟病嗎？
>
> A 可能是冠心病前兆。「冠心病」是心臟血管疾病的一種，如果有心臟病家族史、三高症狀、抽菸、飲酒、肥胖、缺乏運動、個性急躁等危險因子，都更應該特別注意冠心症的發生。

「冠心病」是指心臟肌肉外層的冠狀動脈產生病變。當過多的壞膽固醇在血管內壁積聚時，就容易造成血管狹窄、硬化或阻塞的現象。是一種會引起心臟缺氧、缺血的疾病，又分為狹心症與心肌梗塞兩種。若血管完全堵塞的話則稱為心肌梗塞，其發生時的死亡率高達 8% ～ 10%。有狹心症的人通常在勞動時，胸口容易有喘、痛、悶的情況。

### 心絞痛分成 3 種類型

心絞痛可分為可預測的「穩定型心絞痛」，加重的「不穩定型心絞痛」，以及因為冠狀動脈痙攣造成的「變異型心絞痛」三種。（圖 1）

**❶穩定型心絞痛：**

胸痛的症狀常因勞作或情緒、天氣冷等可預知的因素而發作，通常在休息或服用心絞痛藥物（例如：硝酸甘油）之後數分鐘內消失。依據疼痛的嚴重性、頻率和發作期間，如果數週或數月維持不變，則稱為穩定型心絞痛。常在搬重物、快走、上坡時發生，也就是當心臟需要較大量的氧氣時會出現疼痛和不適。

**❷不穩定型心絞痛：**

患者常會在沒有刺激因素的情況下發作，即使是在沒有費力活動、壓力少也無法避免病發，有時甚至在安靜時、睡眠時也可能發作，而且發作的頻率、時間及嚴重度會持續增加，並且在休息或服用藥物後無法緩解。不穩定型心絞痛可能是心肌梗塞將發作的先兆，屬於需要緊急治療的危險狀態。

**❸變異型心絞痛：**

患者會在靜止活動或睡眠時突然發生，其發作原因是冠狀動脈的痙攣所引起的，當發生時會使冠狀動脈收縮痙攣接近完全堵塞。

## 一旦發生時的處理方式：

當心絞痛發作時，患者應該立即停止任何正在進行的活動，趕緊以坐姿、平躺休息。一般來說，在病人停止活動休息後，或馬上服用硝酸甘油藥片（耐絞寧舌下片）後症狀會減緩。如果胸悶或胸痛持續超過 15 分鐘。可能是心肌梗塞的前兆，要馬上緊急就醫治療，以免心臟病持續惡化。

## 如何預防冠心症

建議民眾應養成健康習慣：遵循運動 333 原則（**每週至少運動 3 次、每次運動至少 30 分鐘加上運動後心跳超過 130 下／分鐘**），保持標準體重，維持理想身體質量指數。

**圖 1** 心絞痛的 3 種類型

| 類型 | 可預期 | 血管狀態 | 病理機轉 | 症狀持續時間 |
|---|---|---|---|---|
| 穩定型 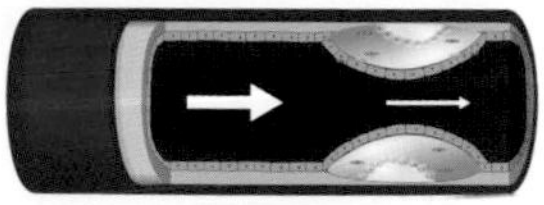 | ○ | 不完全堵塞 | 因勞作、天氣、情緒造成心肌缺氧。 | 較短 15 分鐘以內 |
| 不穩定型 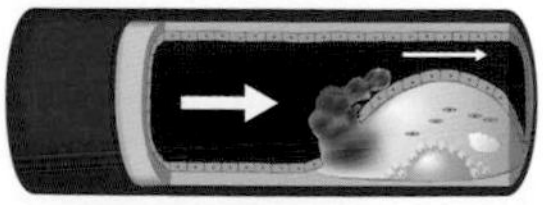 | X | 不完全堵塞 | 在沒有費力活動、少量壓力時就發作，靜止狀態、睡眠時也可能發作。 | 較長 10 ～ 30 分鐘 |
| 變異型 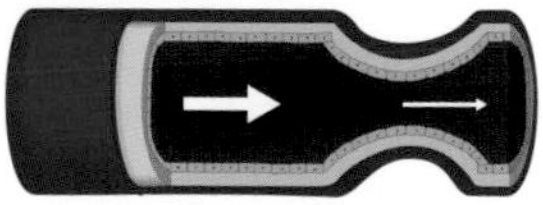 | X | 未堵塞，發生血管痙攣時才完全堵塞。 | 血管痙攣，確切刺激因素不確定。 | 較長 10 ～ 30 分鐘 |

## Q8 運動後或夏天有低血壓症狀，是心臟有問題？

> Q 在運動後或夏季時，特別容易頭痛、眼花、耳鳴、疲倦等低血壓症狀，這樣是心臟不好所引起的嗎？
>
> A 不是。不管是在夏天或運動後都有大量出汗的狀況，此時若身體水分補充不夠，容易有脫水現象，就會出現低血壓的症狀。

在夏天時或運動後血管會呈現舒張狀態，而流汗會讓血液中的鈉大量排出體外，因此容易造成低血壓的狀況，但跟心臟功能沒有直接關係。若是在靜止活動時有出現低血壓症狀，才有可能是心臟功能不良所引起。以下有四種狀況是造成低血壓常見的原因：

(一) 水分攝取不足、缺血

低血壓最常見的原因就是由於水份攝取太少（脫水）或大量出血（缺血）所造成的。通常女性在經期時，比較容易有這樣的症狀，或是在捐血後，也容易出現低血壓的情形。

(二) 姿勢性低血壓：

當本來是躺著或蹲著，突然站起來時，因為姿勢突然提高，血液來不及打到腦部就會出現頭暈現象。這種困擾也比較常出現在女性或身形偏瘦的人身上。或是，正在服用降壓藥（乙型阻斷劑或硝酸甘油製劑）的患者，也會因為藥物的影響而出現姿勢性低血壓的症狀。若有這樣的狀況，可請醫師調整用藥。

(三) 有心臟疾病：

當心臟功能不好時，所打出去的血量就會不足以供應全身，因此血壓就會比較低，這種情形則需治療心臟疾病。

(四) 甲狀腺機能低下：

甲狀腺機能低下的患者會有內分泌不足的問題，也會導致低血壓。

如果不是因為上述症狀或疾病所引起的低血壓，就不用過度擔心，因為大部分的低血壓不見得找的到原因，比較多是和遺傳或體質有關，不需要特別接受治療。但建議民眾應該要定期量血壓，以掌握自己的血壓狀況。

## 4 招改善低血壓

❶**高熱量高蛋白飲食：**體重和血壓關係密切，通常體重增加血壓也跟著提升，所以過瘦的人（BMI < 18.5）建議吃胖一點，以達到提升血壓的效果。建議過瘦的人可以少量多餐的方式來增加熱量及蛋白質攝取量。

❷**吃鹹一點：**血壓低的人可以稍微吃的比一般人鹹一點，大概是外面餐廳的鹹度就可以。此外也要避開食用低鈉鹽，因為低鈉鹽都是用「鉀」取代鈉，而鉀會讓血壓降低。

❸**多補充水：**夏天或運動後容易散失水分，此時血壓本來就會低一些，如果體內的水分再不夠，血壓會降得更低。

❹**做下肢運動：**當靜脈的血液回流不足，心臟就無法送出足夠的血量供應全身。因此多座下肢運動，有助於下肢肌肉收縮，幫助靜脈的血液回流，增加心臟輸出的血液量，如健走、坐著或站立時抬抬腿。

---

### 何謂低血壓

**低血壓的定義：**根據世界衛生組織（WHO）的標準是指最高血壓 110mmHg 以下，最低血壓 60mmHg 以下的人。

**低血壓的症狀：**神經性的症狀包括肩膀酸痛、眼花、耳鳴、不安感、失眠，緊張時症狀會更惡化。循環方面的症狀包括悸動、氣喘、不整脈、食慾不振、便祕等。

## Q9 喝咖啡會傷心嗎？心臟不好可以喝咖啡嗎？

> Q 因為工作關係，有時候會想藉著咖啡提神，又怕對心臟造成負擔，不知道心臟病患者能不能喝咖啡？
>
> A 最好少量。咖啡中的咖啡因會刺激交感神經，讓心跳加快。心臟不好的人可以喝咖啡，但分量要比一般人更少，且一旦有不適症狀要立即停止；但如果是有心律不整、有心血管疾病和不穩定型心絞痛的患者，則應完全避免喝咖啡。

### 適量飲用，一有不適立刻停止

喝咖啡是許多上班族每天早晨的習慣，但有些人擔心咖啡因會對心臟造成負擔，總是在提神與健康之間猶豫，不知該不該喝。再加上新聞上偶爾可以看見一些和心臟猝死相關的案例，例如在美國曾有一名青少年在兩小時內喝了咖啡、汽水和提神飲料，結果誘發心臟疾病猝死，這樣的新聞往往讓民眾在咖啡之前又多了幾分顧慮。

其實每天喝一杯咖啡的份量，對大部分人而言並不會造成傷害，一天最好不要喝超過兩杯份量，建議每日的咖啡因攝取要控制在 300 毫克以內。（圖1）咖啡因雖然可以提神，但過度攝取恐會增加心律不整的風險，一旦出現頭痛、心跳加速、手腳冰冷等症狀時就該停止飲用或減量。

### 小心咖啡因過量所帶來的危害

曾有過一名 30 多歲的患者，因為時常感到心臟跳像打鼓一樣，甚至感到胸部頻頻震動，相當不舒服。前來就醫後經過問診才發現他為了提神，每天竟喝八杯以上的咖啡，而引發心悸症狀，經醫師建議減量飲用後症狀才消失。

一般來說，我們會建議健康的民眾一天不要喝超過兩杯的咖啡，但其實每個人對咖啡因的耐受性和代謝狀況都不同，無法真正斷定每天該喝多少才適合。但是一旦出現頭痛、心臟不舒服等症狀就該立即停止飲用。此外，咖啡因會刺激心臟收縮心跳加快收縮，有些人飲用過量時會出現手腳冰冷的症狀，也應多加注意。

## 哪些人應避免攝取咖啡因

咖啡因雖然可以讓人在短期間內保持清醒與警覺，但也會造成危害，尤其是一些特殊族群（圖2），更應該考量自己的身體狀況，盡量避免攝取咖啡因。咖啡因會讓人體有心跳加速、亢奮、血壓上升、利尿（運動後飲用可能會造成脫水），甚至更依賴咖啡因等問題。所以有心律不整、不穩定型心絞痛、心肌肥厚症、感冒引起心肌炎的人，因為原本心律就較難控制的緣故，更應該完全避免攝取咖啡因。

12 歲以下的兒童也不應該攝取咖啡因。咖啡因對孩子所造成的短期影響是躁動、無法專注、影響學習等問題；長期攝取則會影響營養吸收、腎臟功能、中樞神經系統及心臟傷害等。這也是為什麼在歐美國家，並沒有針對 12 歲以下兒童做每日咖啡因攝取量的規範，因為 12 歲以下的兒童不應該攝取咖啡因。此外，孕婦若攝取過多咖啡因也容易對胎兒造成體重過輕、早產，嚴重甚至會導致流產問題，建議在懷孕期間更要注意咖啡因的攝取量。

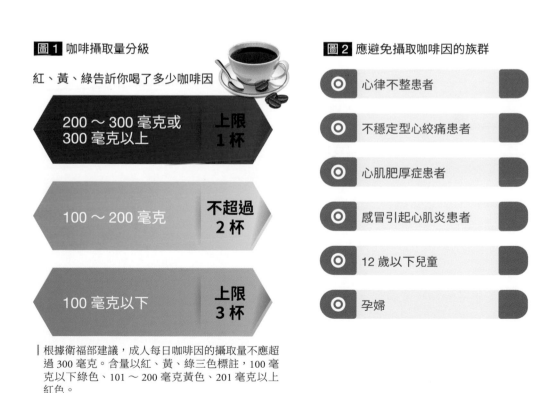

**圖1** 咖啡攝取量分級

紅、黃、綠告訴你喝了多少咖啡因

| 200 ～ 300 毫克或 300 毫克以上 | 上限 1 杯 |
| 100 ～ 200 毫克 | 不超過 2 杯 |
| 100 毫克以下 | 上限 3 杯 |

根據衛福部建議，成人每日咖啡因的攝取量不應超過 300 毫克。含量以紅、黃、綠三色標註，100 毫克以下綠色、101 ～ 200 毫克黃色、201 毫克以上紅色。

**圖2** 應避免攝取咖啡因的族群

- ◎ 心律不整患者
- ◎ 不穩定型心絞痛患者
- ◎ 心肌肥厚症患者
- ◎ 感冒引起心肌炎患者
- ◎ 12 歲以下兒童
- ◎ 孕婦

## Q10 奶茶對心臟不好嗎？

> ② 有人說奶茶喝多會造成心臟病，這是真的嗎？
>
> ③ 是。奶茶較大的問題是飲品中的奶類來源，通常當中的奶類都不是真正的牛奶，而是奶精、人工奶油等添加而成的，裡面含有高糖、高油的成分，會讓身體膽固醇提高、血脂上升。如果長期飲用的話，有可能造成高血壓、心臟病及糖尿病等慢性疾病。

美國和日本都曾有研究發現，有喝茶習慣的人罹患心臟病的風險較低，也能減少中風、呼吸道疾病的機會。因為茶當中含有類黃酮，可修復受損的細胞，綠茶或紅茶都有這樣的作用，但綠茶效果最好。如果是喝奶茶，效果就另當別論了。

### 奶茶是高熱量、高糖、高油飲品

市面上的奶茶大多是由奶精添加而成，並沒有真正的鮮奶。奶精一般都是由椰子油提煉而成，是屬於飽和度高的油脂，熱量高且幾乎沒有任何營養價值。飲品中的高果糖會增加三酸甘油酯堆積，不但會在體內形成大量膽固醇，也會造成血脂上升、血管粥狀硬化的問題，長期飲用的話，誘發高血壓、心臟病及糖尿病等疾病的機率非常高。

若是加入珍珠的話，健康的危害就更大了，往往一杯珍珠奶茶就是成人一餐的熱量，除了徒增熱量及體重，更提高身體慢性發炎、肥胖的風險，成為慢性疾病的高危險群。

### 即使是添加鮮奶 補鈣效益也很低

不少人認為「拿鐵類」的飲料使用了鮮奶，所以比較健康，但其實茶類、咖啡、碳酸飲料中的單寧酸、磷酸等，都會抑制鈣質吸收，雖然不至於完全喝不到鈣，但若真想補鈣建議還是直接喝鮮奶才正確。

此外，市面上的鮮奶茶、抹茶拿鐵、咖啡拿鐵等飲品，為了符合大眾口味通常含糖量極高，且使用許多添加物，若是想藉著這類飲料補充鈣質，恐怕在鈣質足夠之前先引發了其他健康問題。

## 茶中物質與鈣結合 減少可被吸收的鈣

網路有許多謠言宣稱，茶中的草酸、單寧酸（又稱鞣酸）與鮮奶中的鈣質結合後會產生草酸鈣，並在體內形成結石，其實是不正確的觀念，草酸鈣最後會隨著糞便自然排出體外，並不會被人體吸收。真正受影響的是，形成草酸鈣的作用讓鮮奶中的鈣質減少了，反而減少了鮮乳中的鈣質。

## 有益於心臟的茶

### ❶綠茶

綠茶含有多種抗氧化物，當中的兒茶素具有降血壓的作用，能增加血管內皮細胞功能，預防動脈硬化，促進心血管功能，還能幫助脂肪燃燒，向來是被廣為推崇有益心臟的食品之一。

### ❷山楂茶

山楂常被用來降低血脂，其作用是減少低密度膽固醇的生成，且山楂中的黃酮類及抗氧化成分，可以讓血管擴張、增加血管內流量，和綠茶有相同的作用。

### ❸玫瑰果茶、菊花茶

有心血管疾病的人最怕情緒突然緊繃，會讓血壓瞬間飆高；而經常處於焦慮狀態的人，也較容易罹患心臟病。因此，有舒壓效果的玫瑰果茶就成了很不錯的預防心臟病飲品。而菊花茶也有相同的降血壓、安定神經功能。

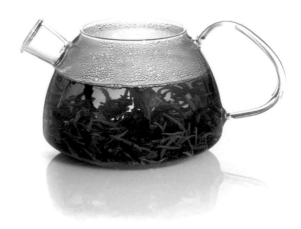

## Q11 「救心」是居家必備良藥？

> **Q** 在金曲歌王郭金發倒下後，網路上流傳許多『耐絞寧』可以「救心，必備保命」的文章，呼籲大家要人手一罐預防心臟病。救心藥真是居家必備良藥嗎？
>
> **A** 人手一罐救心藥反而危險。『耐絞寧』（Nitroglycerin；硝酸甘油）是冠心症患者的緊急用藥，藥效非常強，沒有冠心病的民眾若貿然服用，可能造成致命危險。

每當身邊有人心臟病發作時，總是讓人驚慌失措，也因為心臟病引起的猝死案例不勝枚舉，因此「救心藥是救命仙丹」的傳言，很輕易的就可以散播千里。

在 2012 年時也出現過這種因為錯誤觀念所引發的行為，台南市副市長顏純左送耐絞寧給全市里長，並認為自己是在「做好事、救人命」，此舉引發許多心臟科醫師非議。

### 什麼是「救心」藥？
一般來說指的是隨身攜帶的心絞痛緊急緩解用藥，舌下含片硝酸甘油 NTG（nitroglycerin）耐絞寧。其原理是利用藥物讓冠狀動脈血管產生擴張作用，暫時緩解心血管狹窄的情形，改善血液循環使心肌獲得適當血流與氧氣供應來改善胸痛、胸悶情形。因為作用時間快，可迅速解除心絞痛的急性症狀，而獲得「救心」這個響噹噹的名號。（圖 1）

當胸痛、胸悶發作時立即含一片於舌下，不可嚼碎或整粒吞服，含藥時應採用坐姿，以免血壓下降而發生暈眩。若五分鐘後症狀持續可續含第二片，假使胸痛症狀還是沒有改善或持續惡化，必須儘快就醫治療。

### 誤用、濫用救心藥會導致嚴重後果
硝酸甘油片若未依指示使用，有些人會因此血壓急速下降，感覺手腳無力、眼冒金星，甚至產生暈眩、昏倒或休克等狀況。這種藥物僅適用於暫時緩解心絞痛症狀，並無起死回生之效果，民眾常對此造成誤解。

而且耐絞寧需經心臟科醫師評估後才能使用，民眾切勿未經指示就擅自取用，以免產生嚴重副作用，未蒙其利先受其害。

## 圖1 救心藥小常識

| 適應症 | 心臟冠狀動脈阻塞造成的心絞痛 |
|---|---|
| 類型 | 醫師處方用藥，健保有條件給付 |
| 副作用 | 血壓過低、心跳快、心律不整、頭暈、昏倒，嚴重恐休克致死 |
| 使用時機 | 冠心症病發時，且在休息後未經改善。 |
| 使用方式 | 發病時先將1錠含在舌下，應採坐姿或臥姿，5分鐘後仍未緩解再含第2錠，且無論症狀有無改善，皆應立即就醫。 |
| 有效期限 | 開封後半年內未使用，或使用時無辛辣感，表示藥品已經變質，失去效藥。 |

### 注意事項

❶ 未依指示使用，有些人會因此血壓急速下降，感覺手腳無力、眼冒金星，甚至產生暈眩、昏倒或休克等狀況。

❷ 只有低血壓、體質敏感的人服用後，恐使胸悶不適病況更嚴重。

❸ 只能救急、不能當成慢性治療用藥，若忽略血管阻塞問題未治療，恐引發心律不整、心肌梗塞致死。

不可信的迷思與誤解

## Q12 有人說喝紅酒可以改善心臟疾病？

Q 喝酒對身體不好，但有人卻說喝紅酒可以改善心臟疾病，真的可以一天一杯紅酒預防心臟病嗎？

A 不建議這麼做。古有明訓，喝酒傷身，明示了酒精對身體並沒有任何益處。雖然根據部分研究指出，紅酒中有少量成分對於預防心血管疾病有幫助，但目前為止證據仍然不足，建議民眾若要保養心臟，可以從其他有益於心臟的食物中攝取，不要根據傳聞而亦步亦趨。

### 紅酒能改善心臟疾病，誰說的？

在 1991 年，美國一個電視節目探討飲食與心血管疾病的關係時發現，法國人在少吃脂肪、不抽菸、多運動等健康生活的習慣上都做得不怎麼樣，但法國人的心臟血管疾病卻只有美國人的三分之一。最後節目推測出一個說法：可能是法國人有喝紅酒的習慣，可以保護心臟。進而延伸出「法國悖論」這樣的流行說法。

無獨有偶，這時也開始出現一些研究同意這個觀察，他們認為葡萄酒裡的白藜蘆醇（resveratrol；又稱為葡萄酚）是造成法國悖論的原因。於是突然間，葡萄酒成了熱門的「健康食品」，在美國的銷售量突然攀升。

### 適度飲酒有助健康，真的嗎？

在「科學研究顯示」的旗幟之下，法國悖論這樣的現象成了「適度飲酒有助健康」的活印證，這種說法不斷被媒體和酒商廣為宣傳，不求甚解的人也把這樣的說法當成「養生之道」不斷流傳，尤其在通訊發達的時代，錯誤的消息往往傳遞得更快，最後這樣的謬論就深植人心了。造成許多本來沒有飲酒習慣的人，也開始養成在睡前喝一杯紅酒來「保護心臟」的習慣。

然而，科學家做這些調查的只是為了確認這樣的現象是真實的，但在欠缺合理及充分的解釋之前，我們不該隨意倒果為因的認為「學法國人一樣喝葡萄酒就可以預防心臟病」，科學家從事這些研究的目的，從來就不是為了推薦大家飲酒。再說，每個人身體狀況不同，所謂「適量」其實很難拿捏，一不小心還可能染上酒癮，實在是不划算！

## 飲食保養心臟還有更多選擇

雖然截至目前為止，還沒有明確的證據可以證實葡萄酒中的白藜蘆醇對改善心臟疾病有幫助。但民眾若想嘗試看看攝取白藜蘆醇的效果，其實也未必要喝紅酒才能攝取，很多食物都含有天然的白藜蘆醇成分，例如：葡萄、花生、鳳梨、藍莓、樹莓、桑甚及決明屬植物等，從天然食物中攝取養分，才是最健康自然的。

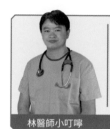

有眾多研究都證實酒精對身體會造成多種危害，例如：增加高血壓、高甘油三酯、肝臟損傷和肥胖的風險；引發食道癌、直腸癌、乳腺癌等多種癌症的可能等等，這些研究遠比坊間流傳的養生之道更具可信度。在沒有醫生或專家認可的情況下，建議民眾對於網路消息要多幾分警戒，才能避免成為流言之下的白老鼠。

林醫師小叮嚀

## Q13 用低鈉鹽及無鹽醬油就可以永保安康？

❓ 吃太鹹容易造成高血壓，那麼食用低鈉鹽、無鹽醬油就會比較健康嗎？

🅐 不一定，因人而異。低鈉鹽比較適合老人、高血壓患者使用。如果是有低血壓、腎臟病，或排尿功能出現障礙的患者，建議不要使用低鈉鹽。

### 以鉀取代鈉有利於降血壓

市售的「低鈉鹽」、「健康美味鹽」是以鉀取代一部份的鈉，藉此降低鈉的含量，由於人體對於鉀的負荷量比鈉高，因此民眾在食用同樣鹹味的食物時，不但鈉的攝取量可以減半，也同時攝入了鉀。

但建議民眾在使用上還是要節制，千萬不可因為低鈉鹽有降壓好處就大把大把的用，如此一來會失去減鹽的目的，也可能會造成其他健康問題。

此外，鉀有輕微降血壓的功能，對於需要降血壓的人來說確實是有好處的。但相反的，有低血壓問題的人，則要避免使用這種調味鹽，以免讓血壓更低。

### 有腎臟疾病不適用低鈉鹽

腎臟病患或有排尿功能障礙的人吃了這種鹽更危險，可能會因為無法藉由腎臟將鉀鹽排出體外，反而讓過多的鉀留在體內形成高血鉀，最後導致心律不整、心臟衰竭的疾病發生，對生命造成威脅。

### 減鹽飲食才是王道

低鈉鹽因為多了鉀的含量，而有了降血壓的功能。但建議高血壓患者還是從天然食材中攝取鉀來降壓比較天然（**圖 1**），在調味上則要盡量做到減鹽，不要為了追求美味而過度依賴低鈉鹽、無鹽醬油。

**圖1** 常見鉀離子較高的食物：

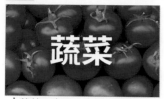

菠菜、青豆、磨菇、番茄

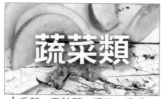

香蕉、馬鈴薯、橘子、香瓜、哈密瓜、葡萄柚

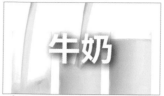

脫脂／低脂牛奶、脫脂優格

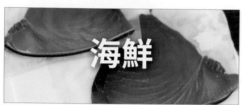

比目魚、鮪魚等

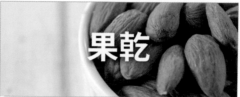

梅子、杏仁、葡萄乾

---

**6 招減少鹽分攝取**

❶利用蔬菜本身的強烈風味（青椒、蕃茄、洋蔥、香菇、九層塔）和味道清淡的食物一起烹煮。

❷使用蔥、薑、蒜等爆香後所產生的油香味，來增加食物的可口性。

❸使用白醋、檸檬、蘋果、鳳梨、柳丁汁、糖醋等其調味，來添增食物的味道，並減少對鹹味的需求。

❹採用煎、烤、蒸、燉等，吃出食物的原味，減少加入過多調味料的機會。

❺用中藥材與辛香料調味（使用當歸、枸杞、肉桂、五香、八角、花椒等）來增加風味。

❻少吃醃製品、少喝湯、少吃泡麵。

不可信的迷思與誤解

## Q14 全脂牛奶對心臟不好嗎？

> ● 全脂牛奶的脂肪比較高，會對心臟造成負擔，所以選擇喝低脂牛奶比較好嗎？
>
> ❶ 錯。目前並沒有較具公信力的研究指出乳製品對心臟有直接的影響。因此心臟病患不需要特別挑選低脂牛奶喝，但如果是需要減少脂類、熱量的攝取，低脂牛奶會是不錯的選擇。

牛奶中含有大量的蛋白質、鈣質，能提供多種且豐富的營養素，是最容易取得的營養品，也是最均衡的天然食品。

但是有一些高血壓、冠心病、動脈硬化、高血脂等心血管疾病患者，認為牛奶中有太多脂肪和膽固醇，會讓體內的膽固醇增高，因此只選擇低脂牛奶喝或拒絕喝牛奶，反而讓自己減少一個攝取營養的管道。

其實，牛奶中的脂肪高低對心臟的影響並不大，有心臟疾病或高血壓、高血脂症的患者，應該注意的是減少攝取會增加體內壞膽固醇的動物性脂肪，包括雞蛋、蛋類製品、動物內臟、魚卵類、蝦米等。對於牛奶的選擇可以隨喜決定，除非是有乳糖不耐、想減重或有其他需求的人，再依照個別狀況做選擇。

### 針對不同狀況選擇符合需求的牛奶

### 全脂牛奶

全脂牛奶顧名思義就是沒有去除脂肪的牛奶。每一杯 240ml 的全脂牛奶就含有 8 公克的蛋白質、12 公克的碳水化合物及 8 公克的脂肪。除此之外，牛奶還含有多種維生素及礦物質。包含能增強牙齒及骨質密度的鈣質；可以預防夜盲症、抗氧化的維生素 A；以及滋潤肌膚、預防口角炎及眼睛病變的維生素 B2 等。適合嬰兒和老年人飲用。

### 低脂、脫脂牛奶

低脂、脫脂牛奶和全脂牛奶有相同的營養價值，差別是僅有些許或零脂肪，以及熱量上的差異。（圖1）一杯全脂牛奶的熱量約是 150 卡，而脫脂牛奶則是只約 80 卡。脫脂牛奶適合給正在減重，或想減少熱量攝取的人使用。

### 無乳糖牛奶

這類牛奶是利用化學反應改變乳糖的化學成分，轉換成消化系統可以輕易分解的分子，如果是有乳糖不耐症的人，或是喝牛奶就容易腹瀉的人，應選擇這類牛奶飲用。它和其他奶類一樣，都含有蛋白質、鈣、維生素和礦物質。差別在於其中的脂肪含量，以及味道上的差異，由於分子的形狀不同，無乳糖牛奶的味道喝起來比較甜。

### 小心牛奶超量對身體有礙

一般來說，成人每天以一杯（240ml）牛奶、優格或優酪乳為限，若把牛奶當水喝，過量攝取乳製品容易造成脂肪堆積的問題，恐致肥胖或是誘發其他疾病，反而對身體造成傷害。如果是想長期飲用牛奶的人，則建議喝低脂、脫脂牛奶。

**圖1** 牛奶營養成分比較

| 種類（240ml） | 熱量（卡） | 蛋白質（克） | 碳水化合物（克） |
|---|---|---|---|
| 高脂鮮奶 | 128 | 8 | 12 |
| 全脂鮮奶 | 113 | 8 | 12 |
| 中脂鮮奶 | 125 | 8 | 12 |
| 低脂鮮奶 | 102 | 8 | 12 |
| 脫脂鮮奶 | 83 | 8 | 11 |
| 無乳糖鮮奶 | 160 | 8 | 11 |

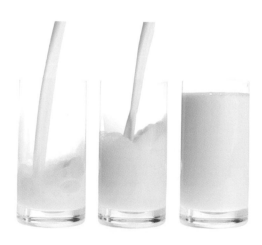

## Q15 綜合維他命、魚油可預防心臟病？

**Q** 很多保健食品的廣告都說維生素、魚油可以預防心臟病，真的有效嗎？

**A** 有一定效果。人體每天有固定所需的營養素，有些不容易從食物中取得，而市面上的營養品正好可以讓人用較有效率的方式攝取到足夠的量，這樣的保健食品，對於預防心臟病有一定的幫助，但如果能從天然食材中攝取到足夠的營養素，會是更好的途徑。

### 綜合維他命

人體每天有固定要攝取的營養素（圖1），其中維生素 A、D、E、K 是關乎預防心臟病的營養素。當這些維生素不足時，代表體內無法有效控制膽固醇的生成，容易導致三高問題，誘發其他慢性病。通常我們可以從食物中攝取到這些營養素，但對於生活忙碌的現代人而言，以綜合維他命來補充營養素，是比較經濟的選擇。目前市面上心血管的保健食品幾乎都是複方包裝（如 PhytoMulti），當中包含一天人體所需的基本量，方便民眾一次攝取足夠，而有需要加強補充的人，則建議購買單方。

### 魚油／魚肝油

魚油是從深海魚類脂肪所萃取出來的油脂，魚油中的 Omega-3 脂肪酸富含 DHA 與 EPA，除了可以降低三酸甘油酯、保護心血管、促進大腦細胞發育、提升視力、減緩退化的功效。其中的 DHA 可維持腦神經細胞間正常訊息的傳遞，是小朋友腦部細胞發育不可或缺的營養素；對老年人則有減緩腦部衰退的功效。

那麼魚肝油呢？魚肝油來自魚的肝臟，主要的成分是維他命 A、D，以及部份的 Omega-3。維生素 A、D 具有預防乾眼症、幫助骨骼生長等功效。要注意的是，維生素 A、D 屬於脂溶性，攝取過多會累積在肝臟，若是誤將魚肝油當魚油補充，長期下來就有可能引發中毒的狀況。

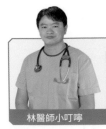

若藉由飲食、運動的控制，膽固醇指數仍無法改變，則可尋求醫師建議，選擇心血管保健品來幫助控制病情，但在服用前要先確保不會和其他藥物產生交互作用再服用。

林醫師小叮嚀

圖1 人體每日必備需攝取的營養素

| 營養素 | 單位 | 性別 | 20歲~ | 25歲~ | 35歲~ | 55歲~ | 70歲~ | 功能 | 缺乏時症狀 |
|---|---|---|---|---|---|---|---|---|---|
| 維生素A | 國際單位(I.U.) | 男 | 5000 | 5000 | 5000 | 5000 | 5000 | 使黏膜強韌，保持皮膚、頭髮及牙齦健康、維持視力、增強免疫力、幫助疾病恢復。 | 夜盲症、上皮組織乾燥、乾眼症、免疫能力降低、神經衰弱、牙齒及牙齦受損。 |
| | | 女 | 4200 | 4200 | 4200 | 4200 | 4200 | | |
| 維生素D | 微克(μg) | 男 | 5 | 5 | 5 | 5 | 5 | 幫助鈣和磷的吸收、促進牙齒和骨骼的正常生長。 | 骨齒不良、骨質疏鬆症。 |
| | | 女 | | | | | | | |
| 維生素E | 毫克(mg α-T.E.) | 男 | 12 | 12 | 12 | 12 | 12 | 保持血管健康、改善血液循環、修護組織、減少傷口疤痕、降低血壓、防止細胞氧化、延緩老化、經前不適。 | 引致溶血性貧血；糖尿病、風濕性心臟病及甲狀腺機能亢進患者。 |
| | | 女 | 10 | 10 | 10 | 10 | 10 | | |
| 維生素K | 微克(μg) | 男 | 120 | 120 | 120 | 120 | 120 | 具有凝結血液的功能，可防止出血過多。與骨骼形成有密切關係，可有效預防骨質疏鬆。 | 不易凝血、大腸炎、下痢、流鼻血、流產、痔瘡。 |
| | | 女 | 90 | 90 | 90 | 90 | 90 | | |
| 維生素B1 | 毫克(mg) | 男 | 1.2 | 1.2 | 1.2 | 1.2 | 1.2 | 活化腦部、預防疲勞倦怠感，增加食慾、促進胃腸蠕動及消化液的分泌、預防及治療腳氣病。 | 下肢水腫、麻木、神經炎、心臟擴大、消化系統障礙、食慾不振。 |
| | | 女 | 0.9 | 0.9 | 0.9 | 0.9 | 0.9 | | |
| 維生素B2 | 毫克(mg) | 男 | 1.3 | 1.3 | 1.3 | 1.3 | 1.3 | 輔助細胞的氧化還原作用、減輕眼睛疲勞、防治眼部疾病（如白內障）、嘴破。 | 角膜炎、口角炎、皮膚炎、眼精畏光、眼瞼發癢。 |
| | | 女 | 1.0 | 1.0 | 1.0 | 1.0 | 1.0 | | |
| 菸鹼素維生素B3 | 毫克(mg) | 男 | 16 | 16 | 16 | 16 | 16 | 幫助醣類及脂質的代謝。有助DNA合成，可維持皮膚、神經及消化系統的正常功能、降低血液中的膽固醇和三酸甘油脂。 | 神經系統、消化系統的毛病。 |
| | | 女 | 14 | 14 | 14 | 14 | 14 | | |
| 維生素B6 | 毫克(mg) | 男 | 1.6 | 1.6 | 1.6 | 1.6 | 1.6 | 幫助胺基酸之合成與分解、維持神經系統及大腦正常功能的作用、協助維持體內鉀、鈉離子平衡，並促進紅血球形成、減輕經前不適症狀。 | 噁心、情緒低落、皮膚炎。 |
| | | 女 | 1.4 | 1.4 | 1.4 | 1.4 | 1.4 | | |
| 維生素B12 | 微克(μg) | 男 | 2 | 2 | 2 | 2 | 2 | 促進細胞形成、促進人體正常生長與發育、幫助蛋白質合成、碳水化合物及脂肪的代謝。 | 出現貧血、消化不良。 |
| | | 女 | | | | | | | |
| 葉酸 | 毫克(mg) | 男 | 200 | 200 | 200 | 200 | 200 | 防治惡性貧血症、促成核酸及核蛋白合成、維護神經系統、防止口腔黏膜潰瘍。孕婦適量攝取有利胎兒發育，促進乳汁分泌。 | 巨球性貧血、舌瘡、身體虛弱無力、失眠、躁動不安、腹瀉及輕微精神症狀（如健忘）。 |
| | | 女 | | | | | | | |
| 維生素C | 毫克(mg) | 男 | 55 | 60 | 60 | 60 | 60 | 加速傷口癒合、增加抵抗力、幫助組織生長及修補、促進血液循環、預防壞血病、骨折等、降低膽固醇及高血壓、預防動脈硬化。 | 壞血病、牙質疏鬆、傷口復原緩慢。 |
| | | 女 | | | | | | | |
| 鈣 | 毫克(mg) | 男 | 800 | 600 | 600 | 600 | 600 | 為構成骨骼和牙齒的主要成分、調節心跳及肌肉的收縮、使血液有凝結力。 | 導致骨質密度降低、骨質疏鬆、骨骼變形、骨折。 |
| | | 女 | 700 | 600 | 600 | 600 | 600 | | |
| 磷 | 毫克(mg) | 男 | 800 | 600 | 600 | 600 | 600 | 促進脂肪與醣類的新陳代謝、維持血液、體液的酸鹼平衡。 | 骨骼、發育不良、關節炎、肥胖、神經過敏、疲勞、食慾不振。 |
| | | 女 | 700 | 600 | 600 | 600 | 600 | | |
| 鐵 | 毫克(mg) | 男 | 10 | 10 | 10 | 10 | 10 | 防止貧血、預防感冒，此外，對孩童成長及抵抗疾病亦非常重要。 | 貧血、疲倦、抵抗力降低、發育不良、消化不良。 |
| | | 女 | 15 | 15 | 15 | 10 | 10 | | |
| 碘 | 微克(μg) | 男 | 140 | 140 | 140 | 140 | 140 | 調節新陳代謝、降低膽固醇、預防動脈硬化、促進體脂肪燃燒。 | 甲狀腺腫大、肥胖、影響兒童發育。攝取過多的碘會引致口腔生瘡、下痢、嘔吐。 |
| | | 女 | | | | | | | |

（資料來源：行政院衛生署）

不可信的迷思與誤解

153

## Q16 聽說吃 Q10 對心臟病有幫助？

> ◎Q10 應用的範圍從化妝品到食品都有，據說有預防心臟病的功能，作用到底是什麼？真的有這麼好用嗎？
>
> Ⓐ 有一定效果。Q10 和硒、維生素 C、維生素 E、鋅等作用相同，都能減少自由基對細胞的傷害，並保護動脈免於損傷。Q10 的效用也經過許多臨床實驗證明，所以對於保養心血管有正面的效益，這點是可以以肯定的。

Q10 一直都是美容保養的聖品，也從很早以前就開始應用到醫學上。醫學界有許多臨床研究，都能證實 Q10 對心臟血管疾病（缺血性心臟衰竭、心律不整、高血壓等）的改善是有效用的。只是，有些病人使用後可能會沒有明顯的感受，所以 Q10 的效果是否顯著，還是因人而異。

### 20 歲以後體內 Q10 逐年減少

Q10 遍及身體各處，它和許多維生素一樣，是可以自體製造的，只是隨年紀增長而逐漸減少，必須從外界補充。據研究指出，人腦中的 Q10 與腦功能的關係密切，能促進腦細胞的利用、增加腦力及記憶力等。但在 20 歲以後，人體內的 Q10 含量會逐年降低，導致身體新陳代謝降低、身體活動力減弱，40 歲後下降幅度更為明顯。

體內 Q10 的濃度會受壓力、感冒、疾病、賀爾蒙濃度、藥物及身體活動的影響，當體內的 Q10 含量降低時，可考慮藉由保健食品補充，但最好先經過醫師或藥師評估。如果只是要少量補充，則在飲食時注意攝取即可。

### 選擇複方效果較好

如果有在服用降血脂史他汀類藥物者，其在降血脂的過程，也會降低體內輔酶 Q10 的自主合成，所以應該適度補充。在補充前應該先和醫師評估過自己的身體狀況與年齡問題，確定服用後不會對肝臟造成額外的負擔再使用。

選擇 Q10 時，可以選擇複方的吸收效果會更好，若能與維生素 E 及檸檬油精同時搭配（如 CoQ-10 ST），則更可以穩定輔酶 Q10 的結構，避免結晶化發生，比起單獨服用更有事半功倍的效果。

## 含有 Q10 的食物有哪些

Q10 存在於動、植物界中，被認為是「非維生素營養素」，意即 Q10 可從食物中攝取或於人體內製造。民眾可以從以下食物中攝取到微量的 Q10，一般來說，每日攝取量為 30～200 毫克，但如果要滿足這樣的基本量要吃完數十條魚及大量的肉，對一般人來說可能更會造成額外的負擔，此外，這些食物在經過加工或烹調後，含有的養分也會隨之流失。因此，需求量較多的民眾，還是建議選擇營養食品補充較好，而在服用前應先經由醫師或藥師評估。

❶**植物類：**如大豆、橄欖油、椰子油等，其他蔬菜如菠菜、花椰菜等。

❷**動物類：**海產食物皆富含 Q10，其中以冷水魚（**鯖魚、沙丁魚、鮪魚等**）較為豐富，牛肉、雞肉也有。

❸**堅果類：**如花生、胡桃、腰果等。

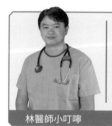

15 歲以下小孩、懷孕或哺乳期間婦女，以及正服用 warfarin 類藥物的病患不宜食用 Q10 保健食品。還有些患者一感覺到心頭無力，心臟不夠力時，就服用 Q10 這也是要避免的，因為還要請醫師評估心臟功能，及動脈阻力及血液回流等功能後，才能確定適不適合服用，在此之前暫時不要使用。

林醫師小叮嚀

不可信的迷思與誤解

155

## Q17 心臟病患不能有性生活？

> ❓ 因為害怕心臟病再次復發，對於房事有點力不從心，心臟病患行房會不會有風險呢？需要禁慾嗎？
>
> 🅰 不需要禁慾。只要事前先讓醫師評估過身體狀況，確定病情控制穩定了，可以進行輕微的運動時，就不會有問題，也不用特別禁慾。

許多患者知道自己罹患心臟病後，為了養生而和性生活劃清界線，這樣的狀況在中年的患者中更常見。有些患者會說「不是不想，只是提不起性趣」，認為是服藥之後所產生的副作用；有些患者上網看了一些關於「性交導致心臟病發猝死」的文章後，反而加深對性生活的恐懼，造成在性生活上不順利。其實，這些都是心理因素大過於藥物的副作用。

有些藥物確實是有降低性慾的副作用，例如：神經乙型阻斷劑、利尿劑、鈣離子阻斷劑等都有有導致男性性功能下降的情況。但是這些副作用仍舊是少數，更多時候是患者的心理壓力所造成，這時我們會請患者了解自己的問題所在，釐清究竟是心理性或是器官上的問題，再作調整。

### 擅自減藥換藥恐加劇情況

如果是因為藥物所引起的問題，通常在停藥或改用其他藥物，就可以恢復正常，但患者千萬不可自行停藥或改藥。曾經有一位 48 歲的男性患者，他認為自從服用控制藥物後，勃起功能變很差，自行停藥並改以「食療」控制病情，沒想到性行為頻率依舊降低，而且越來越力不從心，結果原本的心臟疾病也未受到控制，還有惡化的情況出現。

別以為治療慢性病藥物是影響勃起功能障礙的主因，提醒民眾，若有房事問題，應如實告知醫生，在醫生指導下調整用藥，切勿自行改藥以免帶來更多傷害。

### 心臟病患性生活八點注意事項：

❶ 一般而言，能夠毫不費勁地爬兩層樓梯或快步行走，就可以開始沒有壓力的性活動。但最好還是經由醫師評估身體狀況可以做到 3 ～ 5METs（**靜息狀態下的攝氧量**）時，就可以安全無虞地進行房事。（圖 1）

❷飽餐後勿行房，吃飽後大部分血液都集中在消化器官，如果這時候行房，有將一部份血液導到性器官上，則容易引起心臟病發。飽餐後應等待一個小時在營房較為恰當。

❸沐浴後勿行房，沐浴後因全身血管擴張，心跳也會有加速的現象，此時心臟的負荷量是加大的，若此時行房也會讓因臟帶來額外的負擔，導致心臟病發，因此建議沐浴後應休息 30 分鐘以上再行房。

❹心絞痛、心肌梗塞疾病的患者，可在事前服用舌下片預防心臟病發作。

❺最好擺放急救藥品在床邊，一旦出現胸痛等症狀，行房過程有胸痛、頭痛、呼吸困難的狀況，應立即停止動作，並含服舌下片 (**避免與壯陽藥物合用**)。

❻飲酒助興易導致心臟病復發，酒精會讓心跳加速、血管收縮，若此時再加上運動、性愛刺激，恐怕會造成心臟病發作。

❼注意室溫，避免在太冷或太熱的環境中進行房事，容易誘發心臟病。

❽以一般舒適的動作進行房事，應避免高難度、複雜的動作，不宜過度操勞。

**圖1 攝氧量所界定的運動強度**

| | 步行速度 | 活動內容 |
|---|---|---|
| 1.5～2METs | ＜35 公尺／分 | 日常漱洗、看電視、文書工作等 |
| 2～3METs | 50～60 公尺／分平地步行 | 洗燙衣服、彈琴、垂釣、簡易木工 |
| 3～4METs | 66～83 公尺／分平地步行<br>慢速爬 10 階樓梯 | 拖地、擦窗、慢速游泳、高爾夫球 |
| 4～5METs | 83～100 公尺／分平地步行<br>慢速爬樓梯 | 清掃庭院、刷地板、桌球、羽球、腳踏車（210 公尺／分） |
| 5～6METs | 100 公尺／分快步走中<br>慢速爬樓梯 | 除草、園藝工作、溪釣、溜冰、跳舞 |

## Q18 瘦的人不會有心臟病？

> ❷ 胖的人血壓、血糖和血脂容易偏高，所以罹患心臟病的機率就越高，這樣說來，是不是瘦的人罹患心臟病的機會就比較低？
>
> ❷ 錯。高血壓、高血糖和高血脂並不是肥胖者的專利，肥胖只是得到三高的危險因子之一而已，瘦的人如果有家族病史、抽菸、缺乏運動、急性子等危險因子在，同樣要小心可能罹患心臟病。

健康「心」起點

肥胖者的血壓、血糖和血脂都偏高，因此患心臟病的機率比較高，尤其是蘋果型的肥胖者更加危險。不過如果因此就認為瘦的人不會患心臟病，那可就大錯特錯了。因為，高血壓、高血糖和高血脂並不是肥胖者的專利，如果容易精神緊張、不愛運動、抽菸、熬夜、壓力、偏愛加工食品或高糖分食品等這些習慣的人，即使是瘦子，也有很高機會誘發心臟疾病。

### BMI 值不是一切 體脂才是關鍵

瘦的人確實是比起肥胖者較為健康，但國人的飲食習慣卻容易造成內臟脂肪過多的問題。根據台大醫院、國家衛生研究院的研究發現，台灣約有三成體重正常的年輕女性體脂率超標。

根據中華民國肥胖研究學會公佈的理想體脂率，30 歲以下女性的理想體脂率是 17% ～ 24%；30 歲以上女性則是 20% ～ 27%，很多外型看起來瘦瘦的女生，結果一量體脂卻超過 30%，已經算是「輕度肥胖」了。從 BMI 數值看，年輕女性及男性有過重或肥胖問題的比率只有 8.3% 與 23.2%，但若以體脂率來看，女性超標比率卻增加到 27.3%，男性則下降到 14.8%。

### 只靠節食減重 成為隱形肥胖一族

有一個新名詞用來稱呼這些外型不胖，但皮下脂肪卻超標的人——「泡芙族」。泡芙現象在台灣女性的身上很常見，在台灣約有三成的成年女性（20 ～ 39 歲）有這樣的問題，她們在年輕時或許不忌口也有好身材，但隨著身體裡的隱藏性脂肪逐年累積，往往不用到 30 歲，身材和外型就已經拉警報了。

探究其原因發現，台灣女性大多透過節制飲食控制體重，但卻不運動，導致體重雖正常，但卻肌肉少、脂肪多，成為「隱形肥胖」一族，其增加糖尿病、心血管疾病的風險的機率，未必比胖子低。

## 甜食及加工食品 導致體內脂肪堆積

台灣人喜歡吃美食、甜點，網路上常有許多部落客推薦美食餐廳，街上也隨處可見大排長龍的甜點、小吃。但民眾往往當吃下得開心，卻忽略了高糖份食品以及加工食品，容易讓脂肪在體內堆積引發各種慢性疾病。

台灣人的身形雖然比西方人瘦小，但罹患心血管疾病的人口卻不比西方人少，這說明了外型雖然看起來纖瘦，但不代表就沒有脂肪堆積的問題。據研究指出，BMI 正常但體脂高的人，更可能有代謝症候群、心臟病、糖尿病或中風等風險。

## 兩招遠離泡芙族

### ❶持續做有氧運動

體脂高的人大多是長期沒有運動習慣所造成，因此先建立運動習慣是降低體脂的第一步，首先盡量選擇能讓自己常常動、持續做的有氧運動，如快走、慢跑、游泳、爬樓梯、騎自行車或溜直排輪等。能一直持續做，才是讓運動有效果的關鍵。

### ❷飲食要少油少糖

太多油脂容易在體內堆積成脂肪這是大家都知道的，但高碳水化合物也有一樣的效果，因此在飲食上也要盡量避免。當碳水化合物經過分解後，會變成葡萄糖進入血液讓血糖升高，導致胰島素開始分泌，於是脂肪細胞便開始把碳水化合物變成脂肪儲存起來。

## Q19 病發時拍手肘內側、指尖放血、捶心臟能救命？

> **Q** 網路上瘋傳許多關於心臟病發時的急救方法，有人說拍打手肘內側、指尖放血、捶心臟可以急救，真的是這樣嗎？
>
> **A** 錯。現代實證醫學認為，民俗療法並無直接證據能夠證明對於急救有效，甚至可能在進行這些錯誤行為的過程中，造成病人更多的不安和痛苦，也延誤了送醫急救的黃金時間，反而害人一命。

心臟疾病一直高居國人十大死因的前幾名，當身邊有人心臟病發作時，許多民眾確實會頓時不知所措，最直接的反應都是打電話叫救護車，卻不知道應該如何在現場幫助患者，結果一些網路上瘋傳的無稽之談，反而藉著網路的力量四處傳播開來。

### 錯誤觀念 1：心肌梗塞急救拍打手肘內側

網路上流傳一篇〈心肌梗塞急救法：拍打手肘內側〉的文章，指出有一名老人參加婚禮時，因心肌梗塞發作倒地不支，幸好現場有人迅速拍打了老人手肘內側，才成功救回一命。

無論是中醫或西醫都沒有這種拍打手肘內側的急救方式，如果有人因為心肌梗塞而昏迷，應該要馬上施行心肺復甦術正確，並且要迅速送醫急救，切勿耽誤患者的搶救時間。

### 錯誤觀念 2：心臟病發要按人中、放血、捶心臟

有文章宣稱心臟病急救時按人中、放血、捶心臟等方式能有效急救，這些也是沒有科學實驗佐證的說法，這些方法不但無法幫助患者舒緩病情，甚至可能讓患者狀況更嚴重、延誤治療。當附近有人心臟病發、出現心律不整等症狀昏倒時，還不如使用傻瓜電擊器（AED）搭配心肺復甦術幫助急救，更來得有效。

### 多問多查證 培養實事求是的精神

常有患者來就診時提出一些網路上的「急救神技」來諮詢，針對這些錯誤觀念，有許多醫師都曾經做過澄清，有求證精神的民眾可以輕易的找到許多破除迷思的

報導。建議民眾收到一些醫療、養生觀的訊息時，在不確定內容的正確性之前，切勿跟風轉傳，以免成為錯誤資訊的散播者。

---

**正確做法**

當身邊有人因心臟病發作而昏倒時請進行以下步驟：

❶**叫救護車**：趕緊撥打 119 尋求消防車協助。

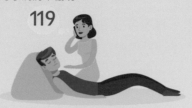

❷**觀察患者意識**：如患者清醒有意識則停止急救，如出現抽蓄等狀況，應移開周遭的尖銳物品，以免患者撞傷，並維持患者呼吸道暢通（切勿強塞異物進入口中，造成窒息）。若患者沒有清醒，則持續執行 CPR 或 AED 急救。

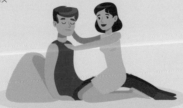

❸**確認患者生命跡象**：如無生命跡象，必須即刻進行 CPR，或以 AED 設備進行急救。（正確施行步驟請見 P.170）

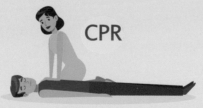

## Q20 裝了支架或做了繞道手術就一勞永逸？

Q 狹心症、心肌梗塞是不是在裝完支架、做完手術後就代表痊癒了，不會再復發？

A 錯。有許多患者以為植入心臟支架後，便是治好了心臟病。事實上，置入支架雖然解決了原患部血管阻塞的問題，但臨床卻發現，過了半年後仍有接近三成的病人，會發生支架內再狹窄的狀況，即使是用藥物塗層支架，也仍有 5% ～ 8% 的機率會再次發生阻塞。要能有效控制病情，還是要靠患者從飲食、生活改善做起。

當患者做了心導管、血管支架治療後，僅僅代表冠狀動脈內的血管狹窄已經接受處置，變得相對穩定一點，但如果飲食不節制、生活不規律，血管再狹窄的機率仍然相當高。

### 放置支架只是一種緊急措施
心臟支架手術可以改善病人心臟缺血的問題，使病人維持心臟功能正常。支架的功能是將原本堵塞或狹窄的病灶撐開、疏通，但並不代表冠心病、心肌梗塞就治好了。不管是放置血管支架或繞道手術，都只是一種急救措施，為的是能夠替患者爭取更多時間做治療。但患者還是要從飲食控制、生活習慣改善做起，才有機會根除疾病。

### 有三成機率形成支架內血栓
一般來說，置入支架後接著就要追蹤支架內血栓的問題，根據統計，在半年內形成支架栓塞的機率高達 30%；即使使用最新的塗層支架，可以將再次阻塞的機率降低到 5% ～ 8%，但要能完全控制病情，還是必須在術後遵照醫囑服用抗凝血劑及改善飲食來互相配合。雖然支架放進去，撐起病灶了，效果的確是立竿見影，但並不等於這個部位的病症就根除了，反而要更重視生活習慣，才能遠離心血管疾病的威脅。

## 3 要點控制心臟疾病

**01** 控制情緒
避免無謂的壓力與動怒。因為壓力會活化血小板的凝集，容易形成血栓。此外，適度的運動也是放鬆心情、控制體重的方式之一。

**02** 控制飲食
應採三低一高（低脂肪、低膽固醇、低鹽、高纖維）的飲食原則，做好飲食上的控制，也可以一起控制其他心臟病的危險因子，例如體重、血壓等。

**03** 配合醫囑
定時、定量的用藥及定期追蹤病情非常重要，千萬不要擅自停止醫師建議的治療方式，因為血管的問題是持續累積的進行式。

### 放置支架有數量上限嗎？

沒有。曾有新聞媒體報導李前總統裝了 11 根支架，於是就有患者來詢問心臟支架上限的問題。其實心臟支架的數量並無上限，會需要放置這麼多的支架，通常表示該位患者冠狀動脈阻塞問題非常嚴重。

一般來說，面對症狀較嚴重的患者，會建議患者開刀做心臟繞道手術。現在的繞道手術已經非常純熟，其危險性及併發症發生的狀況的也比較少，萬一醫師評估後認為需要開刀進行繞道手術，患者也不必一味排斥。

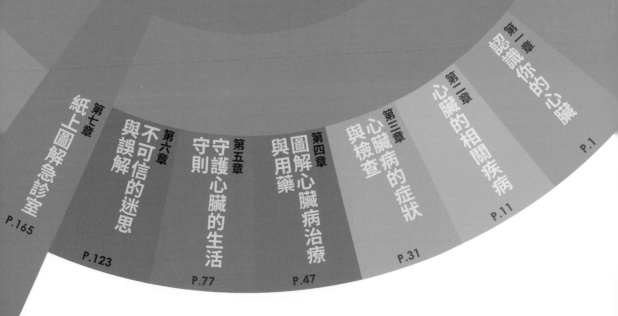

第七章
# 紙上圖解急診室

# 暈厥、猝倒的急救方式

暈厥或猝倒為突發性、暫時性、可回復意識及肌肉張力喪失之狀態，有時會伴隨著肌肉抽蓄的狀況發生。引起暈厥的原因很多，大部分是因為大腦血液不足所造成的，患者可能因為心血管疾病、反射或神經系統調控失常、姿勢性低血壓等原因而發生暈厥，而有些人可能會因為藥物、脫水、失血或病毒感染而暈厥。

## 神經系統失常、低血壓患者最為常見

最常見的暈厥是由神經系統調控失常、低血壓所引起的，而由心臟血管疾病相關引起的暈厥則最為嚴重，例如：肺栓塞或主動脈剝離等。身邊如有罹患心律不整、心臟瓣膜疾病、心肌病變或大血管問題的親友，建議學習應對暈厥、猝倒的急救方式，才能在必要時提供協助。

## 暈厥、猝倒前可能有的症狀

有時候失去意識前會有前兆症狀（prodrome），包括頭暈、臉色蒼白、視力模糊、噁心、嘔吐、心跳加速、盜汗以及異常溫暖的感覺等。

## 一般暈厥緊急急救方式

❶首先應讓病人躺下，把腳抬起或墊起，採取頭低腳高姿勢的臥位，使腦部血流灌注增加，如患者呼吸困難，根據情況可先將頭部和軀幹略抬高，以利於呼吸。

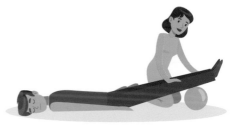

❷確認患者生命徵象，如無生命徵象應立即急救（**心肺復甦術施行**）。

❸注意患者體溫。若體溫高，應抬至通風陰涼處散熱降溫，應予以降溫，可在頸、腹股溝等處放置冰袋，或用酒精擦浴等，如體溫過低應給予衣物被毯保暖。

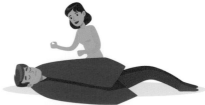

❹暢通呼吸道。應迅速解開患者衣領，確認口腔內無任何異物，如有異物應迅速排除移除，並保持呼吸道通暢防止發生窒息。可把頸部墊高、下頜托起，使頭部後仰。如果病人暈厥前有嘔吐，應把患者的頭部轉向側邊，防止嘔吐物吸入氣道而造成窒息。

❺如果病人昏厥發作時跌倒了，應該讓其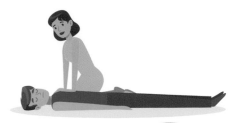
平臥，勿隨意移動病人，如有活動性出
血應先緊急直接壓迫出血處，並立即採
取有效的止血措施。

❻如果發現痰多時，應以叩擊方式協助排痰，以免痰液阻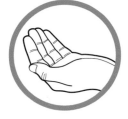
塞呼吸道。叩擊正確手勢：將拇指緊貼食指的第一個指
關節，四指併攏，似手中握有雞蛋一樣。進行叩擊時，
若聽到「空空」的叩擊聲則為正確，而不是「啪啪」的
拍打聲。

❼觀察患者有無抽蓄狀況，如有抽蓄應避免舌頭咬傷及呼吸道阻塞。

❽觀察意識恢復狀況，暈厥患者一般可在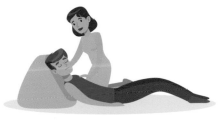
短時間內自然恢復意識。當患者開始清
醒時，不要急於坐起，更不可以突然站
起，應再平臥幾分鐘，確定意識完全恢
復然後徐徐坐起，之後再慢慢站起。

❾如果是因低血糖引起暈厥，應當患者意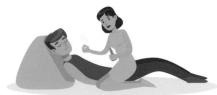
識清楚後再慢慢餵食糖水或食物，如果
意識不清應儘速送醫。

# 心絞痛、心肌梗塞發生時如何急救？

國人對冠狀動脈心臟病的認識，多半是對急性心肌梗塞較有認知，但其實有九成冠狀動脈心臟病的病患是因為心絞痛而就醫，真正因為急性心肌梗塞被送醫的只佔一成。

心絞痛及心肌梗塞的表現症狀相同，常見的症狀包括：胸悶、胸痛、呼吸困難、呼吸喘及冒冷汗等等，但心肌梗塞的症狀明顯嚴重，心肌梗塞病發時患者常常會有低血壓，甚至休克的情況發生。那麼心絞痛或心肌梗塞症狀發作時，該如何正確迅速的處置呢？

❶ 首先患者應停止所進行的任何活動，保持冷靜穩定的情緒，旁人或救助者更不要驚慌，應讓患者慢慢坐下或躺下休息，盡量減少姿勢的變動，不要影響病患情緒，並使其處於安靜的環境中。

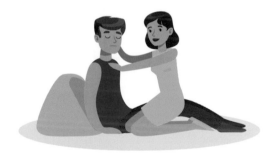

❷ 如有隨身攜帶舌下甘油片，請患者立即將藥物含於舌下，5 分鐘後如症狀無緩解可再含第二片，並觀察恢復情況。如症狀發作時身旁無親友在場，應立即尋求他人協助。

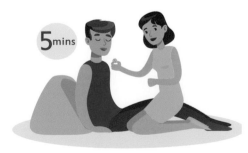

❸當服用第二片硝酸甘油片仍無效，且症狀有嚴重趨勢時，推斷有很大機率是心肌梗塞所引起，此時應立即就醫治療，請旁人協助聯絡 119 救護人員，勿自行駕車前往醫院。

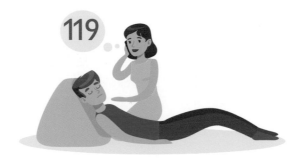

❹如果病人出現面色蒼白、手足濕冷、心跳加快、呼吸困難、冒冷汗、意識模糊甚至昏迷等情況，可使病人平臥，足部墊高，觀察病人呼吸心跳及意識狀態。如病人心臟停止呼吸及心臟跳動，應立即進行心肺復甦術及心外按摩（CPR）和口對口人工呼吸，直至救護人員趕來接手為止。

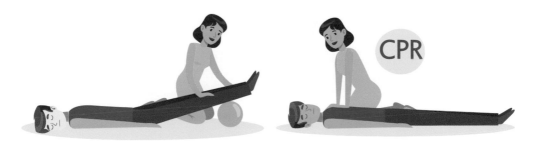

# 新版的 CPR 如何執行？

心肺復甦術（CPR）適用於呼吸、心跳停止或同時停止的病人，透過 CPR 使其得以維持部分的血流繼續供應至腦部及身體其他重要器官，直到病人可以接受進一步更有效的急救處置。

## 把握 4 分鐘黃金搶救時間

當心跳停止跳動，腦部在四分鐘後就會因為缺氧而受損；缺氧超過十分鐘後，腦部就可能永遠死亡。如果能把握在黃金時間內有效地實行心肺復甦術 CPR 急救技能，有 30% 的機率可以把病人從死神手中搶救回來。遺憾的是國內許多，鮮少有目擊者能在第一時間立即施行正確有效的心肺復甦術，通常都是等到救護人員抵達才開始給予 CPR，導致許多患在到院前已經停止呼吸及心跳（OHCA：Out of hospital cardiac arrest），造成許多不必要的生命損失或即使存活也造成難以恢復的傷害。

## 熟記 CPR 口訣「叫、叫、C、A、B、D」

使用時機：溺水、心臟病、高血壓、車禍、觸電、藥物中毒、氣體中毒、異物堵塞呼吸道等導致呼吸及心跳停止的狀況。

「叫」：評估病患意識，呼喚並輕拍患者肩部，確定有無意識。

「叫」：向旁人或儘速打電話向 119 救護人員求救。

「C」：進行心外按摩術，新版 CPR 強調有效地給予胸部按壓。

❶雙手環扣，手掌根壓，按壓位置為胸部兩乳頭連線中央

❷口訣為「用力壓、快快壓、胸回彈、莫中斷」

❸快（每分鐘約 100 下）、深 （成人至少 5 公分）、避免中斷、完全放鬆（**每一次按壓後須讓胸部恢復原來形狀**）。

一般民眾在壓胸前不必再檢查循環徵象（**呼吸、咳嗽、肢體抖動**），在吹完兩口氣後立即給予壓胸，避免因判斷錯誤而沒有給予胸部按壓。

「A」：即為病患壓額抬下巴暢通呼吸道，如果口腔內有異物應一併同時清除。

「B」：用看、聽及感覺的方式評估病患的呼吸（約 5～10 秒），如無正常呼吸應合併施行口對口人工呼吸。朝病人口中吹 2 口氣，且每口氣吹 1 秒鐘，吹氣時須把病人鼻子捏緊。壓胸與吹氣比為 30：2，即為心臟按壓 30 次，進行然後口對口吹氣 2 次，如此可以減少胸部按壓中斷；每 5 個循環（約 2 分鐘）換手一次，直到醫療救護人員到達或傷患會動為止。

「D」：如果現場有自動電擊器或傻瓜電擊器（AED），黏貼至病人體表讓自動電擊器評估是否需要電擊。

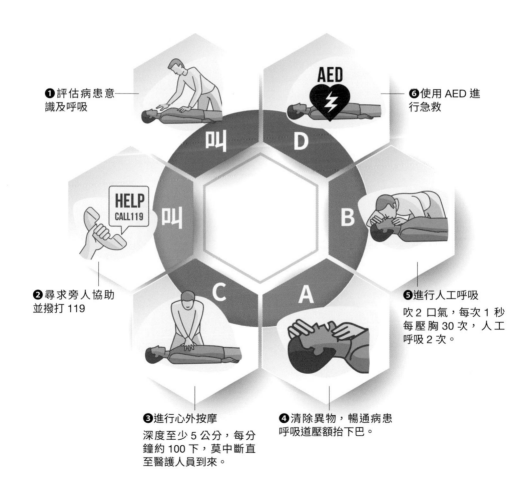

❶ 評估病患意識及呼吸

❻ 使用 AED 進行急救

❷ 尋求旁人協助並撥打 119

❺ 進行人工呼吸

吹 2 口氣，每次 1 秒每壓胸 30 次，人工呼吸 2 次。

❸ 進行心外按摩

深度至少 5 公分，每分鐘約 100 下，莫中斷直至醫護人員到來。

❹ 清除異物，暢通病患呼吸道壓額抬下巴。

# AED 自動體外去顫器如何使用？

AED（Automated External Defibrillator）稱為「自動體外心臟去顫器」或又稱「傻瓜電擊器」，是一部能夠自動偵測患者心律心跳、如發生致命性心室心律不整時並施以電擊使心臟恢復正常運作的醫療儀器，主要設置於人潮眾多的公共場所，以供公眾搶救猝死者時使用。近年來也有新式攜帶型 AED 問世（**mini AED Schiller，奕達生技**），是一種口袋型的 AED 可以隨身攜帶，當需要時可以馬上使用保命。

當病人因發生心室心律不整而昏厥時，我們應先確認：
❶環境是否安全
❷檢查病人意識及叫病人看有無回應
❸立刻撥打 119 尋求協助
❹暢通病人呼吸道，並檢查是否有呼吸、心跳

確定病人無意識、無呼吸、無心跳後，立刻進行心肺復甦術 CPR 及使用 AED 除顫電擊，並依據 AED 的指示重覆電擊或 CPR 的循環，整個施救過程一直持續直到救護車抵達後救護人員接手為止。

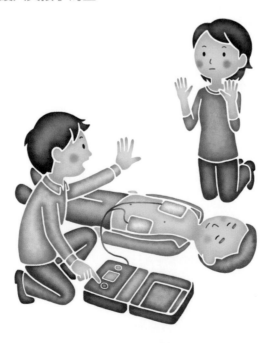

**6** 反覆施行步驟**3**～**5**直到救護人員接手為止

CPR

**5** 電擊後如無心跳應馬上執行心肺復甦術（CPR）

**1** 取出 AED 並打開電源，解開患者衣物。

**AED 操作流程**

AED

**4** 遵從 AED 機器指示，如需電擊，待機器充完電後按下電擊鈕後便會自動電擊。

**2** 將電擊貼片貼在病人身上，黏貼位置如有潮溼必須擦乾，並緊貼於皮膚；如有外傷亦需避開。

**3** 依照使用圖示或手冊將 AED 啟動後自動分析心律，這時不要碰觸病人。

# 大家需要您
# 您更需要它

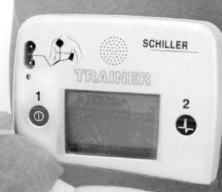

衛署醫器輸字第022911號
使用前詳閱說明書警語及注意事項
北市衛器廣字第105090219號

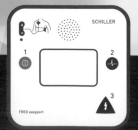

# miniAED / 口袋型AED
Automated External Defibrillator

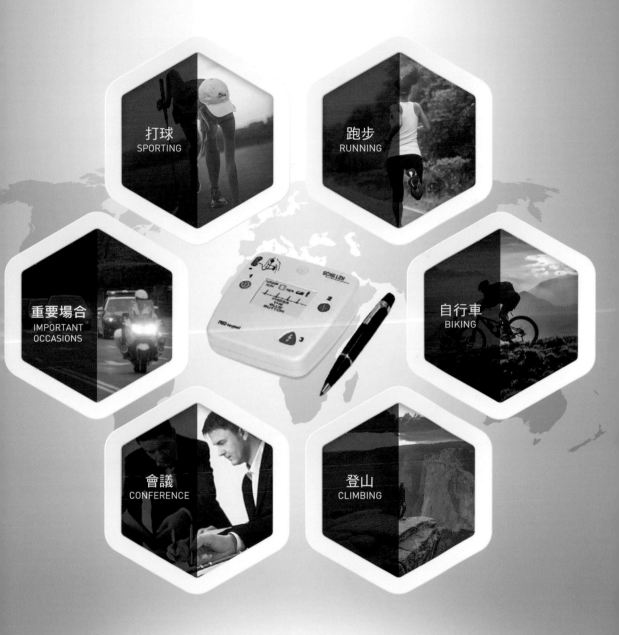

Automated External Defibrillator

# 救護車到之前 就靠它即刻救援

打球
SPORTING

跑步
RUNNING

重要場合
IMPORTANT
OCCASIONS

自行車
BIKING

會議
CONFERENCE

登山
CLIMBING

 **eDr.** 奕達生技股份有限公司
**E-DOCTOR BIOTECH**

AED 諮詢專線
**0800-085-988**

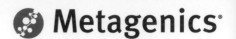

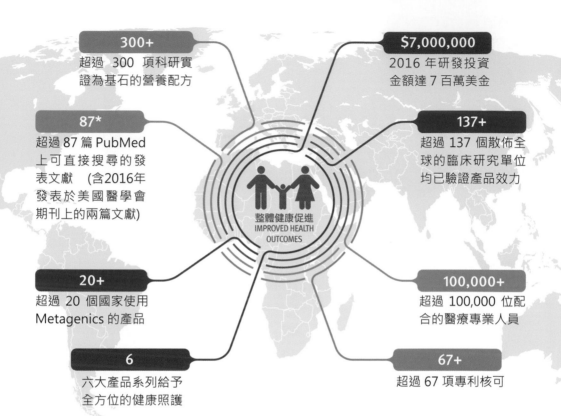

**300+**
超過 300 項科研實
證為基石的營養配方

**$7,000,000**
2016 年研發投資
金額達 7 百萬美金

**87***
超過 87 篇 PubMed
上可直接搜尋的發
表文獻 （含2016年
發表於美國醫學會
期刊上的兩篇文獻)

**137+**
超過 137 個散佈全
球的臨床研究單位
均已驗證產品效力

整體健康促進
IMPROVED HEALTH
OUTCOMES

**20+**
超過 20 個國家使用
Metagenics 的產品

**100,000+**
超過 100,000 位配
合的醫療專業人員

**6**
六大產品系列給予
全方位的健康照護

**67+**
超過 67 項專利核可

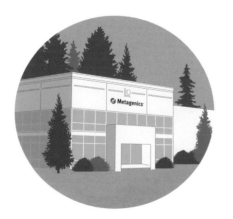

三大GMP認證優良製造商

革命且突破性的營養配方

無與倫比的高品質與製程

專業醫療人員的最佳夥伴

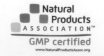

TGA *THERAPEUTIC GOODS ADMINISTRATION*

中華生醫®科技

服務專線 02-2799-6699

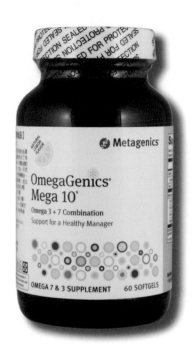

**Metagenics**®

# OmegaGenics®
# Mega 10®

Omega 7 + 3  Combination

康新全方位魚油加強膠囊

萃取自純淨無污染海域的深海小型魚類，
提供 Omega 7 + 3，可調節生理機能、
調整體質、維持身體正常機能。

## 幫您面對忙碌生活中
## 的各種挑戰

中華生醫®科技

服務專線　02-2799-6699

健康「心」起點：七大護心關鍵，教你打造健康的心 / 林謂文著．
-- 初版 . -- 臺北市：時兆, 2017.10
面；　　公分 . --（健康叢書；15）

ISBN　978-986-6314-76-6（平裝）

1. 心臟病　　2. 保健常識

415.31　　　　　　　　　　　　　　　　106016369

# 健康心起點

## 七大護心關鍵，教你打造健康的心

**作　　者** 林謂文

**董 事 長** 李在龍
**發 行 人** 周英弼
**出 版 者** 時兆出版社
**客服專線** 0800-777-798（限台灣地區）
**電　　話** 886-2-27726420
**傳　　真** 886-2-27401448
**地　　址** 台灣台北市105松山區八德路2段410巷5弄1號2樓
**官　　網** http://www.stpa.org
**電　　郵** stpa@ms22.hinet.net

**責任編輯** 時兆出版社編輯部、陳慈蓉
**封面設計** 時兆設計中心、邵信成
**美術編輯** 時兆設計中心、李宛青
**法律顧問** 宏鑑法律事務所　電話 886-2-27150270

**商業書店** 總經銷　聯合發行股份有限公司 TEL.886-2-29178022
**基督教書房** 基石音樂有限公司　TEL.886-2-29625951
**網路商店** http://www.pcstore.com.tw/stpa
**電子書店** http://www.pubu.com.tw/store/12072

**I S B N** 978-986-6314-76-6
**定　　價** 新台幣320元
**出版日期** 2017年10月　初版1刷